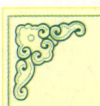

国医绝学百日通

头部按摩一招灵

李玉波　翟志光　袁香桃 ◎ 主编

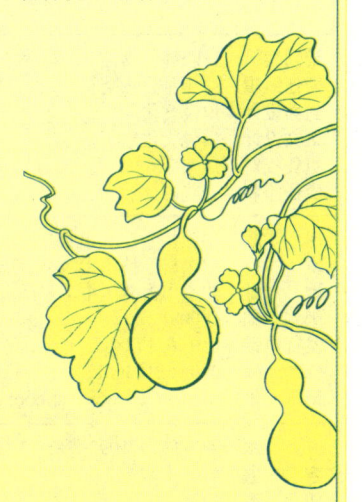

中国科学技术出版社
·北京·

图书在版编目（CIP）数据

头部按摩一招灵 / 李玉波，翟志光，袁香桃主编
. —— 北京：中国科学技术出版社，2025.2
（国医绝学百日通）
ISBN 978-7-5236-0766-4

Ⅰ.①头… Ⅱ.①李… ②翟… ③袁… Ⅲ.①头部—按摩疗法（中医）Ⅳ.①R244.1

中国国家版本馆CIP数据核字（2024）第098647号

策划编辑	符晓静　李洁　卢紫晔
责任编辑	曹小雅　王晓平
封面设计	博悦文化
正文设计	博悦文化
责任校对	焦　宁
责任印制	李晓霖

出　　版	中国科学技术出版社
发　　行	中国科学技术出版社有限公司
地　　址	北京市海淀区中关村南大街16号
邮　　编	100081
发行电话	010-62173865
传　　真	010-62173081
网　　址	http://www.cspbooks.com.cn

开　　本	787毫米×1092毫米　1/32
字　　数	4100千字
印　　张	123
版　　次	2025年2月第1版
印　　次	2025年2月第1次印刷
印　　刷	小森印刷（天津）有限公司
书　　号	ISBN 978-7-5236-0766-4 / R·3282
定　　价	615.00元（全41册）

（凡购买本社图书，如有缺页、倒页、脱页者，本社销售中心负责调换）

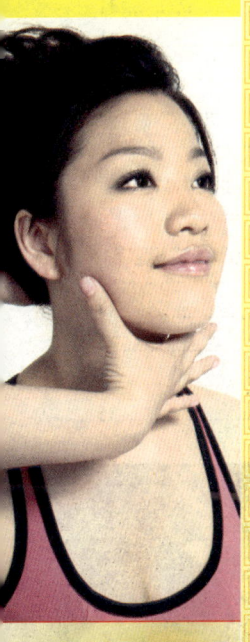

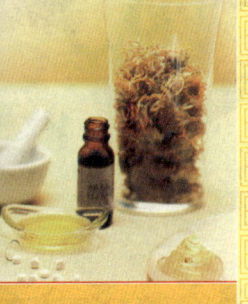

《目录》

第一章
透析头部按摩，揭开长寿之谜

头部按摩的重要性 2
头部按摩常用手法 6
头部按摩前必知的相关禁忌 9
头部按摩应掌握的技巧 10
掌握窍门，正确取穴 12

第二章
头部按摩常用穴位

督脉 16
神庭 16
上星 16
囟会 17
前顶 17
素髎 17
水沟 17
兑端 18
百会 18
后顶 18
强间 18
脑户 19
风府 19
哑门 19

足太阳膀胱经 ……………… 20
眉冲 ……………………………… 20
攒竹 ……………………………… 20
睛明 ……………………………… 21
曲差 ……………………………… 21
五处 ……………………………… 21
承光 ……………………………… 22
通天 ……………………………… 22
玉枕 ……………………………… 22
天柱 ……………………………… 22
络却 ……………………………… 23

手太阳小肠经 ……………… 23
听宫 ……………………………… 23
颧髎 ……………………………… 24
天容 ……………………………… 24
天窗 ……………………………… 24

手少阳三焦经 ……………… 25
丝竹空 …………………………… 25
耳禾髎 …………………………… 25
耳门 ……………………………… 26
角孙 ……………………………… 26
颅息 ……………………………… 26
瘈脉 ……………………………… 27
翳风 ……………………………… 27
天牖 ……………………………… 27

足少阳胆经 ………………… 28
瞳子髎 …………………………… 28
听会 ……………………………… 28
上关 ……………………………… 29
颔厌 ……………………………… 29
悬颅 ……………………………… 29

悬厘 ……………………………… 30
曲鬓 ……………………………… 30
率谷 ……………………………… 30
天冲 ……………………………… 31
浮白 ……………………………… 31
完骨 ……………………………… 31
本神 ……………………………… 32
头临泣 …………………………… 32
目窗 ……………………………… 32
正营 ……………………………… 33
承灵 ……………………………… 33
脑空 ……………………………… 34
风池 ……………………………… 34
头窍阴 …………………………… 34
阳白 ……………………………… 34

手阳明大肠经 ……………… 35
迎香 ……………………………… 35

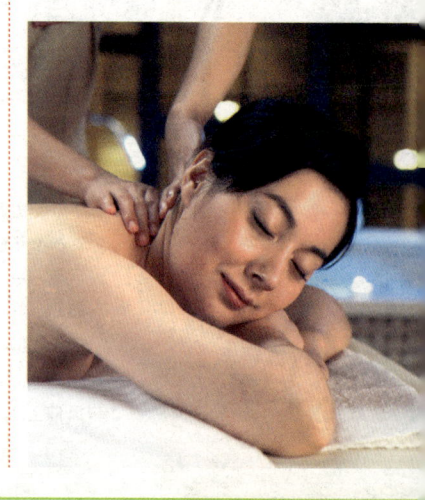

口禾髎 35
扶突 36
足阳明胃经 36
承泣 36
四白 37
巨髎 37
地仓 37
大迎 38
颊车 38
下关 38
头维 39
人迎 39
特别推荐——头部的经外穴位 40
太阳 40
印堂 40
安眠 40
鱼腰 40

第三章
头部按摩保健祛病

日常保健头部按摩法 42
睡前保健 42
增强免疫力 43
益智健脑 44
提神醒脑 45
眼睛干涩 46
排毒 46
常见病头部按摩法 48
颈椎病 48

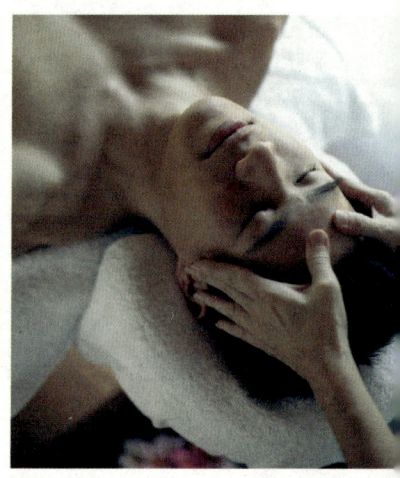

落枕 49
感冒 50
便秘 52
胸闷 53
失眠 54
牙痛 55
呃逆 56
近视 56
弱视 58
疲劳、困倦 58
头痛 59
口腔炎、口角炎 60
湿疹、荨麻疹 61
电视、电脑综合征 62
扁桃体炎 63
中暑 64

慢性鼻炎.................65
肥胖....................66
过敏性鼻炎..............67
健忘....................68
神经衰弱................69
眩晕....................70
更年期综合征............71
神经性头痛..............72
三叉神经痛..............74
低血压..................74
高血压..................76
面部神经麻痹............77
慢性肝炎................79
糖尿病..................80
高血脂..................81
偏瘫....................82

第四章 头部按摩让你青春永驻

减少头屑................84
美白嫩肤................85
祛雀斑..................85
乌发固发................86
美唇....................87
祛皱....................88
消除眼袋................89
消除鼻唇沟..............90

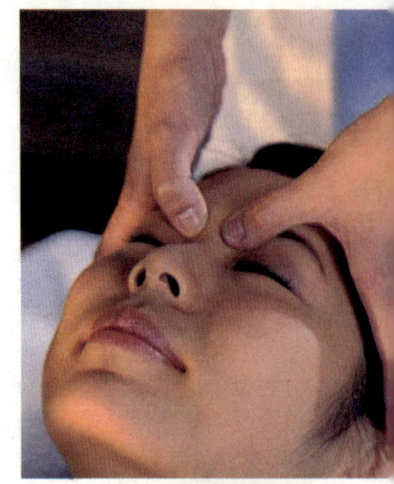

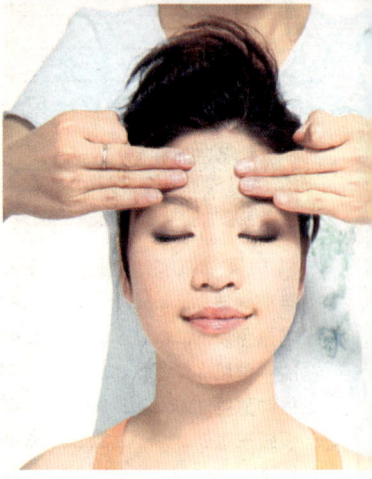

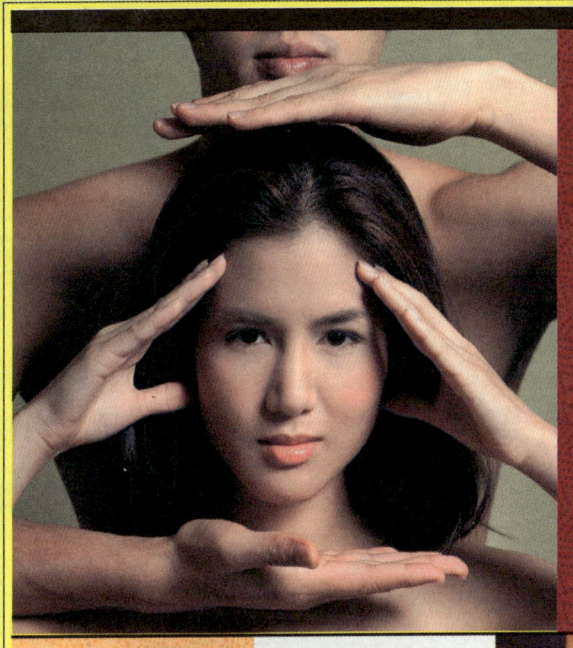

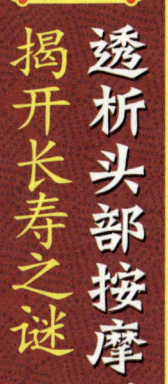

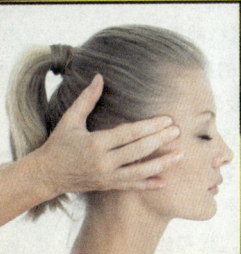

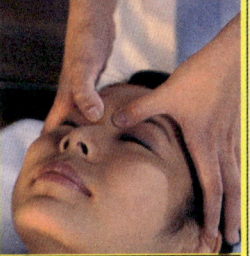

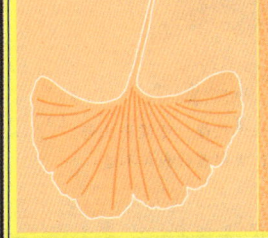

第一章 透析头部按摩，揭开长寿之谜

头与人的健康息息相关，掌握正确的取穴、按摩方法，熟知按摩的禁忌，对头部进行有效按摩，可以为你和家人的健康保驾护航。

头部按摩的重要性

头为人体之首，掌管着人体的一切活动，头部健康与否决定着人体其他各部位的健康状态。基于头部的重要作用，中医认为，如果能对头部进行有效的按摩，就能促进人体向健康的方向发展。下面，我们就来了解一下头部与经络、健康、精神面貌的内在联系，以便使头部按摩发挥出最佳效果。

头部与经络息息相关

中医认为，人体内分布着十四条主要经络，其中多条经络在喉部以上的头部循行，也就是大部分经络都集中在头部，其中包含了所有的阳经。头为十二经络诸阳经的聚会之处，是一身的主宰，对控制及调节人体的生命活动有着极其重要的主导作用。经常按摩头部，不仅可以促进清阳上升、百脉调和、提神醒脑、增强记忆，还能防治神经衰弱、高血压、感冒及神经性头痛等疾病。《黄帝内经·素问·脉要精微论》记载："诸阳之神气皆上会于头，诸髓之精气皆上聚于脑，头为精明之腑。"由此可以看出，头部与经络息息相关，通过周身的经络系统来指挥五脏六腑及肢体的行动。

经常进行头部按摩，可促进头部气血循环，缓解各种头部不适

头部掌握着人体健康

□ 用脑过度造成的隐患

随着经济的发展,各行各业的竞争日益加剧,为了适应社会的需求,不管是工作、生活还是学习,每个人都要面对越来越大的挑战。倘若不具备一定的竞争力,就注定要被时代所淘汰,这就要求人们要强迫自己去努力学习、积极思考,思考自己该怎样做才能进步、才能成功。

>> 机体失衡

可是,这种种问题靠什么来解决呢?都需要大脑去思考,而大脑的精力要靠五脏六腑的精、气、神来支配,倘若大脑整日不停运转,精力消耗过度,五脏六腑产生的精气用得过了,透支了,就会出现种种不适症状,如头晕、头昏脑涨、失眠等,中医称为"不平衡"。

本来平衡和谐的身体机能被过度地使用,势必会出现不平衡现象,这是人体机能的自然反应,也是各种疾病滋生的温床。经常头痛就是用脑过度的指示信号,也是身体健康状况亮起红灯的标志。

>> 阿尔茨海默病

用脑过度除了会导致上面列举的常见头部不适,还可能诱发更严重的疾病,如阿尔茨海默病。

国医小课堂

远离阿尔茨海默病的三大法宝

◎**改善饮食习惯**:多吃鱼类和蔬菜,因为这两类食物中含有非常丰富的不饱和脂肪酸,是大脑发育必不可少的营养成分。

◎**打破常规,激发大脑功能**:英国曾经有一项研究证明,尝试着闭眼洗澡,换手穿鞋、刷牙,改变上班路线,玩填字游戏等,这些方法对改善大脑功能非常有益,同时还能避免大脑透支,预防阿尔茨海默病。

◎**嚼硬食物**:科学研究显示,大脑的血流量会随着咀嚼硬食物次数的增多或频率的加快而加大,这有利于活化大脑皮层。所以,平时可根据年龄及身体状况,选择一些适合自己的硬食物经常咀嚼,如松子、甘蔗等。

多数人可能会认为，自己还年轻，患阿尔茨海默病有点不现实，事实证明，经常过度用脑，透支脑部的精力，再加上生活习惯不佳，这些都会为日后阿尔茨海默病的发生埋下隐患。平日里，人们可能听到许多这样的说法——脑子越用越灵。事实上，当大脑处在正常负荷量的情况下，经常使用，确实可刺激大脑运转，但当大脑透支使用、超负荷接收信息时，就会适得其反，严重时会出现记忆认知障碍。据一项调查研究显示：60%的白领每天工作到深夜，他们中的80%因用脑过度而患上了脑疲劳，结果30岁左右就常常忘记自己家的电话号码，说错话、疲劳、表情僵硬等现象层出不穷，成了记忆门诊中的常客。

压力对大脑有着严重性损伤

压力过大也会对大脑造成一定的损伤，出现头晕、头痛等一系列不适症状。现在，不仅大人会出现因压力过大而产生的头晕、头痛，就连小孩子也可能出现此类问题。如果留心周围，不难发现许多刚刚四五岁的孩子，就被家长送去学各种特长，这无形中给孩子增添了许多压力，以至于整天处于学习状态，根本无暇尽情玩耍，失去了童年的欢愉。久而久之，孩子很可能因无法承受过重的压力而出现各种不适症状。因此，专家建议

国医小课堂

头部经络与疾病

◎**脑部经络**：督脉脉气不能下降时，会导致癫病；足太阳膀胱经实热时会导致癫狂，经气失常会出现头顶部痛。阳跷脉实热会导致失眠，脉气不畅会导致癫痫；阴跷脉气虚会导致嗜睡，脉气不畅会导致癫痫；足少阳胆经实证会导致烦躁不安，气虚会导致失眠、惊悸疑虑。

◎**眼睛经络**：足厥阴肝经气虚会导致视物不明、夜盲，肝火上延会导致红眼、眼痛；足少阳胆经经气不畅会导致眼外角痛，经气不足会导致眼花；足太阳膀胱经被外邪侵会导致目黄、流泪、眼球疼痛。

◎**口区经络**：足阳明胃经受风邪侵犯会导致口角㖞斜；手阳明大肠经经气受外邪干扰会导致牙痛，络脉气实会导致龋齿、齿寒；足厥阴肝经受风会导致口角抽动、痉挛，肝气盛会导致口唇红绛。

家长朋友，不要让压力成为影响孩子大脑发育的凶手，适当给孩子减压，还他们一片自由的玩耍空间，这对大脑发育是相当有益的。

头部是精神焕发的助力

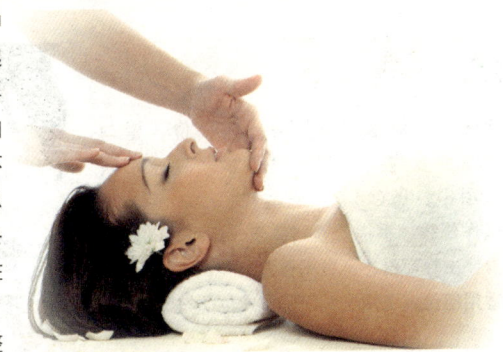

一个人的精神面貌如何，头部起着决定性作用。早在几千年前，我们伟大的祖先就在不断的实践探索中总结出：人体由各条经络相互联系五脏六腑、四肢百骸，从而组成一个完整的系统。经脉中的"气血"川流不

头为诸阳之会、精明之府，经常按摩可令人精神焕发

息，相互贯通。其中手三阳经、任督二脉都汇集于头部，因此头部也被叫作诸阳之汇、精明之府。当人体的气血平衡，阴阳调和，人才能够有充沛的精气，才能精神焕发、神明眼亮、思维敏捷，做事效率才会大大提高。

反之，当经脉无法顺利统帅五脏六腑、四肢百骸，经脉中的气血无法贯穿整个人体，气血无法在头部交汇，就会造成头部营养缺乏，此时，人会变得木讷，精神萎靡不振，严重时会造成头部及全身病变。

《黄帝内经·素问·脉要精微论》也详细论述了头部与精神之间的联系，其中提到："头者，精明之腑，头倾视深，精神将夺矣！"这是说人的大脑为元神之府，只有肾精生化之髓充实其中，人才能精神焕发，思维敏捷。倘若一个人表现为垂头丧气、眼睛深陷，说明此人髓海不足，元神将怠。

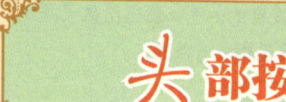

头部按摩常用手法

按法

手法：用拇指端或指腹按压穴位。常与揉法结合应用，组成"按揉"复合手法（图①、图②）。

操作要领：手指要紧贴体表，不可移动，用力要由轻而重，不可用暴力。

适用部位：适用于头面部各穴位的按摩。

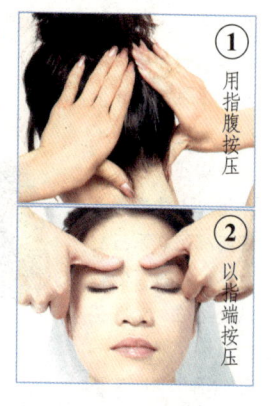

① 用指腹按压

② 以指端按压

揉法

手法：用手指腹、大鱼际或全掌吸定于一定的部位或穴位上，带动皮下组织做环形运动（图③）。

操作要领：压力要轻柔，动作要协调而有节律，每分钟120～160次。

适用部位：本法轻柔和缓，对局部组织的刺激较小，适用于头部各穴位的按摩。

③ 揉法

摩法

手法：用食指、中指、无名指指腹或手掌附着于体表做有节律性的打圈运动（图④）。

操作要领：力度适中，以皮肤不起皱褶

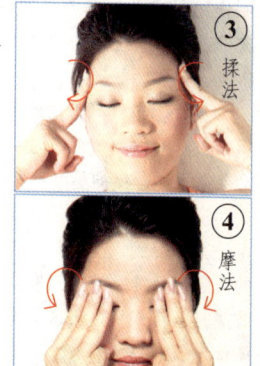

④ 摩法

为宜。

适用部位：此法对按摩部位的刺激轻柔缓和，是按摩头面部的常用手法。

勾点法

手法：中指或食指、中指屈曲，指端着力于施治穴位上，并以指尖着力向内按压，该姿势保持一段时间（图⑤）。

操作要领：操作时，要以指端为着力点，同时避免使用指甲，以防对被按摩者的皮肤造成伤害。

适用部位：适用于头部各经穴和经外奇穴，常用于治疗高血压、头痛、头晕、失眠、记忆力下降等。

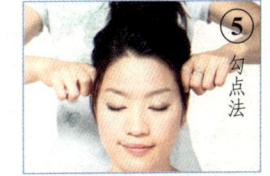

挤法

手法：用两手的拇指、食指同时夹住穴位周围的皮肤并轻轻向上提起，再相对用力挤压，以使局部产生疼痛感为宜（图⑥）。

操作要领：不可用暴力，以能耐受为度。

适用部位：多用于头部的太阳、印堂、风池等穴位，对感冒、暑热、嗜睡等有较好的疗效。

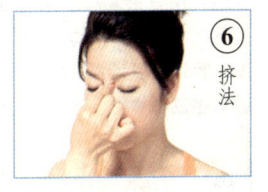

弹法

手法：按摩时指腹紧压住施术手指的指甲，使其间关节做快速的屈伸运动，并以指甲面快速、连续弹击穴位或治疗部位（图⑦）。

操作要领：弹击时用力要均匀，力度要适中，

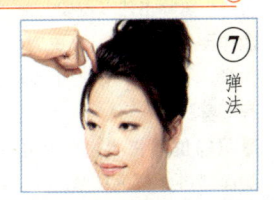

频率以每分钟80~120次为宜。

适用部位：本法适用于头面部各穴的按摩，具有开窍醒脑、舒筋活络、镇静安神、活血化瘀的作用，多用于治疗颈项强直、面部肌肉痛、头痛等症。

掐法

手法：用指甲重刺或有节律地按压穴位（图⑧）。

操作要领：按摩时要逐渐用力达到深透为止，注意不要损伤局部皮肤，掐后要轻揉按摩，以缓解不适感。

适用部位：多用于急性病症的选穴治疗。

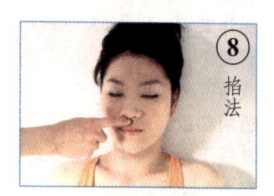

⑧ 掐法

抹法

手法：用单手或双手拇指指腹紧贴皮肤，做上下左右或弧形推动（图⑨）。

操作要领：多为两手同时操作。

适用部位：常用于前额部的按摩。

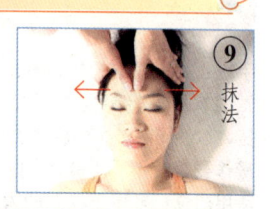

⑨ 抹法

击法

手法：用拳背、掌跟、掌侧小鱼际、指尖叩击体表。头部按摩中多用指尖击法，即用指尖轻轻打击所要按摩的穴位或体表部位，如雨点般落下；也常用小鱼际击法（图⑩）。

操作要领：要求用力快速而短暂，垂直叩击体表，不可在体表产生滑动，速度要均匀而有节奏。

适用部位：指尖击法和小鱼际击法适用于头面部各穴位的按摩。

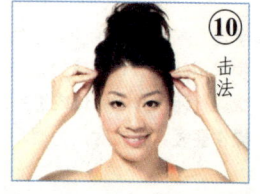

⑩ 击法

头部按摩前必知的相关禁忌

按摩保健适合绝大多数人,但也有一些禁忌,因为某些特定的人群和部位,是不能进行按摩的。

◎如果被按摩者处于过饱或饥饿状态,不能进行按摩。

◎如果按摩部位有因皮肤病或水火烫伤等所致的破损时,则严禁按摩,以免加重皮肤的损伤。

◎如果被按摩者患有血液病或有出血倾向,则严禁按摩,以免引起出血。

◎如果被按摩者久病或患有严重的心、肺、脑病,或者胃、肠穿孔,癌症等症,则不能进行按摩,以免加重病情。

◎高龄及体质极度虚弱者不能按摩,以防发生危险。

◎如果被按摩者患有骨髓炎、骨关节结核、严重的骨质疏松症及急、慢性传染病等感染性疾病,那么在传染期不能进行按摩,以免病毒传染给按摩者或给被按摩者造成严重损害。

◎如果被按摩者正处于大型手术后的恢复期或患有严重的高血压等循环系统疾病,则不能按摩,因为按摩会加快血流循环的速度,加剧循环系统的负担,影响身体的康复。

◎妊娠期的女性和脊髓型颈椎病患者忌按摩。

◎如果在按摩的时候,被按摩者突然出现面色苍白、出虚汗、恶心、呕吐等症状,按摩者不要慌乱,可以先让被按摩者卧床,然后用指甲掐人中、足三里、大椎等经穴,这样就可以消除被按摩者的不适症状。

按摩中有一些必须知道的禁忌,按摩者和被按摩者都需要了解

头部按摩应掌握的技巧

集中精神，呼吸均匀

在自助按摩时，只有集中注意力、均匀呼吸才能体会身体在施行了自助按摩后的反应和变化，从而能及时调整按摩力度、频率、手法等，以收到预期的效果。在给他人使用按摩的方法进行补益时，按摩者更要集中注意力，仔细观察和了解被按摩者的感受及身体的反应，以调整和改变自己的手法。

循序渐进，持之以恒

按摩是一种养生保健方法，同其他养生方法一样，也需要按照循序渐进、持之以恒的规律来进行。如果按摩不能持续进行，不但起不到作用，还会让人心生厌烦，对按摩失去信心。自助按摩补益健身更是如此，必须长期坚持。

把握按摩时机，提升按摩效果

按摩具有简便、有效的特点，如能选择适当的时机，将会收到更好的效果。无论是自助按摩，还是家庭成员之间的相互按摩，一般均宜安排在早晚进行，效果尤佳。原因有两点：一是因为白天一般要工作，时间较紧，而早晚，尤其是晚上时间相对宽裕，有利于集中精力、静下心来实施按摩；二是因为历代养生家认为，早晨是阳气生发之时，此时实施按摩可以外引阳气、振奋精神，晚上按摩则有利于消除疲劳、促进睡眠。

因人而异，控制力度

采用按摩的方法进行补益的时候，需要以轻、缓为总原则，同时还要灵活地根据自己或被按摩者的身体情况确定按摩的手法、力度及按摩需要持续的时间等。在按摩时，如果被按摩者是年老体弱或久病体质较差的人，按摩时力度要轻，同时，为了达到预期的效果，可以通过增加按摩次数和延长按摩时间进行弥补。如果被按摩者身材高大或肥胖，为了达到预期的效果，按摩力度要相应地加大，以重手法进行，尤其是肥胖者，如果用力过小，是达不到按摩效果的。

辨证施补，有的放矢

在按摩补益身体时，要辨证施补。按摩者要分清被按摩者为气虚还是血虚，阴虚还是阳虚，要辨清病在哪个脏腑，这样才能有的放矢。肾虚者采用益肾固本的方法，脾胃虚弱者则采用健脾和胃的方法。此外，在不同的季节，按摩也应有所侧重，如春季要采用疏肝利胆、养血柔肝的方法，秋季要采用补益肺气、滋阴润燥的方法。

借助按摩油，实施按摩术

在按摩时，会遇到皮肤干燥的人、老年人和皮肤娇嫩的婴幼儿，如果稍不小心，就可能会伤到他们的皮肤。这时，按摩者就需要借助按摩油减少手指与肌肤之间的摩擦，这样既能避免损伤局部皮肤，又有舒筋活血的作用。如果只是临时准备做按摩，也可以使用淀粉，它同样能起到按摩油的作用，而且在大多数厨房中都可以找到。

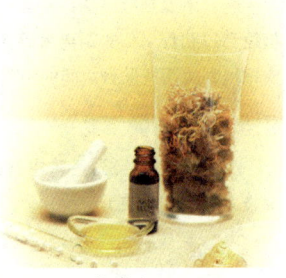

按摩油

掌握窍门，正确取穴

人体骨骼分寸规定

根据针灸按摩的实际需要，中医按照人体骨骼分寸的不同，把不同部位规定出一定的长度和宽度，再折合成若干等份，把每一等份称为1寸。这就是人体骨骼分寸规定，千百年来已成为针灸、按摩时的标准尺度。依照此种方法，不管是大人还是孩子，不管是高大还是瘦弱，都可以准确地找到经穴。下面就具体介绍一下人体骨骼分寸规定。

头部

前发际线到后发际线的距离为12寸，前发际线到眉心的距离为3寸，后发际线到第7颈椎棘突的距离为3寸。若头上的发际线不明显，可从眉心开始衡量，到第7颈椎棘突共18寸，再分寸计算就可以了。

胸腹部

前胸到两乳头的距离为8寸，在前胸到两乳头的中间点就可以取到膻中穴。胸骨下缘到肚脐的距离为8寸，从肚脐到耻骨上缘的距离为5寸，从腋窝横纹到12肋骨尽头的距离为12寸（胸部的尺寸一般以肋骨之间的间距作为取穴依据，每两条肋骨之间的距离约为1.6寸）。

腰背部

肩胛骨的内缘到后背中线的距离为3寸（背部的尺寸以脊椎之间的间隙作为取穴的依据）。

上下肢

腋下前横纹到肘部横纹的距离为9寸，肘部横纹到手腕横纹处的距离为12寸（一般来说，上肢的内外侧同用一个尺寸）。

下肢从股骨大粗隆处（即大转子骨）到膝盖中间的距离为19寸，膝盖中间到外脚踝尖上的距离为16寸，耻骨上缘到股骨内髁上缘的距离为18寸，从胫骨内侧髁下缘到内踝尖上的距离为13寸。

常用取穴方法

经过千百年来的探索与实践，中医总结出了几套可供按摩者参考的取穴方法。在按摩时，按摩者可以根据实际需要选择不同的方法来取穴。但是，要想准确地把握人体每个穴位的位置，就要经过长期的按摩实践。

按摩者一定要记住，每个经穴都属于特定的经络，在进行经穴按摩前，一定要明确经络的走向，宁可选错穴位也不能选错经络。因为在古代，许多名医都强调"治病以治经为主，宁失穴勿失经也"，由此可见选对经络的重要性。

根据人体部位取穴

>> 以五官眉发为标准取穴

在按摩时，头部的穴位可以五官为标准取穴，如承泣、巨髎等穴就是以眼睛和鼻子为标准选取的，在眼眶边缘下方，瞳孔之下0.7寸就可以找到承泣穴；有的穴位需要以眉发作为标准取穴，如从眉弓内端凹陷中可以取到攒竹穴，耳上入发际1.5寸处就可以找到率谷穴等。

>> 以脊椎棘突和肩胛骨为标准取穴

在按摩时，背部的穴位可以脊椎棘突和肩胛骨作为标准取穴。例如，肩胛骨的上部，肩胛棘中央前1寸就是天髎穴；在后颈第一脊椎两旁，离脊椎各1.5寸就是大杼穴。

>> 以乳头、肚脐孔、胸骨、耻骨为标准取穴

在按摩时，胸部、腹部的穴位主要以乳头、肚脐孔、胸骨、耻骨为标准取穴。例如，膻中穴就在两个乳头的中间，前正中线上平第四肋骨的间隙处；脐下1.5寸就是气海穴。

>> 以四肢的关节和骨骼为标准取穴

在按摩时,有一些穴位需要以四肢的关节和骨骼为标准取穴。例如,大陵穴就是在手腕关节的第一横纹中央处;在锁骨下方1寸,前正中线旁开6寸之处就是中府穴;在髌骨内上缘上2寸的地方是血海穴。

以指寸取穴

以指寸取穴是一种以被按摩者的手指宽度为尺寸来取穴的方法。除此之外,也可以按照按摩者的手指尺寸取穴(在按摩者和被按摩者身材相似的情况下可以用此法)。常用的指寸取穴标准有以下三种。

◎中指同身寸,即中指的第1骨节和第2骨节横纹头之间的距离为1寸,可用于四肢部位取穴的直寸和背部取穴的横寸。

◎拇指同身寸,即大拇指的第1骨节的宽度为1寸,适用于四肢部的直寸取穴。

◎横直同身寸,又可称为一夫法,即食指、中指、无名指和小指并拢时,四个手指的第2骨节总的宽度为3寸。

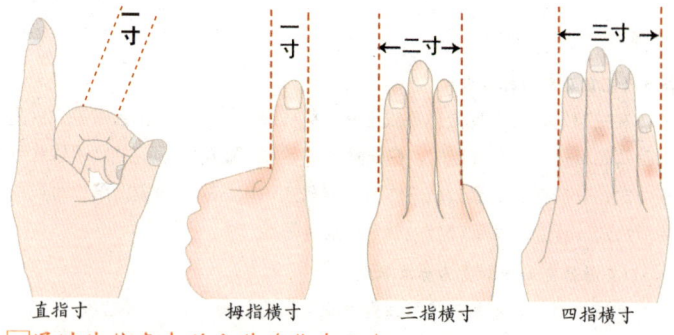

直指寸　　拇指横寸　　三指横寸　　四指横寸

通过被按摩者的各种姿势来取穴

有的穴位处在特定的关节、肌肉处,只要被按摩者变换不同的姿势就可以简单、准确地找到穴位。例如,屈肘就可以取到曲池穴和肘髎穴;当被按摩者直立下垂手肘时中指的点处就可取风市穴,即大腿的外侧、横纹上方7寸处;屈膝可取曲泉穴,即膝关节内侧横纹的上方,股骨内上踝的下方,胫骨内踝的后方凹陷处。

第二章 头部按摩常用穴位

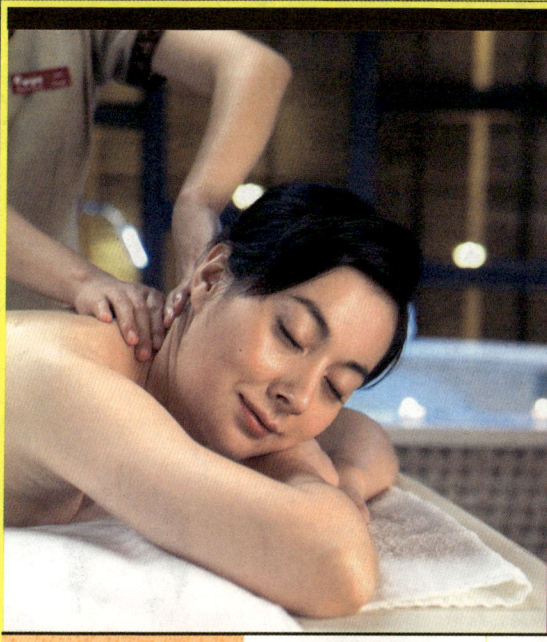

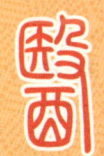

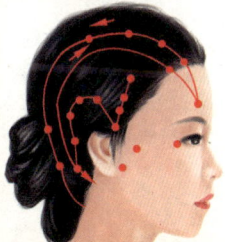

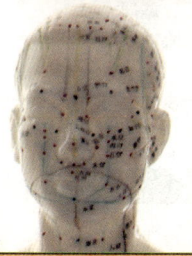

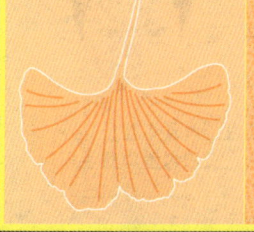

头部密布着许多穴位，每个穴位都有特定的作用和功效。了解经络与穴位的位置、作用，可以更好地发挥头部按摩的养生祛病作用。

督脉

督脉主要循行于人体阳气最旺盛的背部，但同时也经过人体的至高点——头部。根据经脉所过，主治所及的说法，按摩督脉上位于头部处的穴位，对治疗头部及全身疾病大有益处。

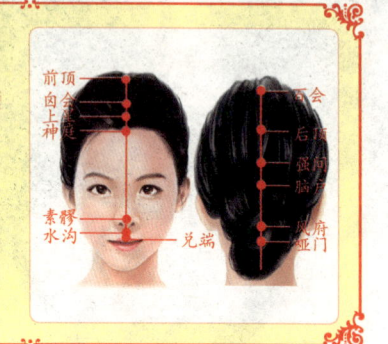

神庭

【简单易学取穴法】

在头部，前发际正中直上0.5寸处。

【小穴位大疗效】

◎**宁神醒脑**：主治头痛，眩晕，目赤肿痛，流鼻血，癫狂，癫痫。

◎**降逆平喘**：主治喘渴，呕吐，烦满，惊悸，失眠。

本穴配行间穴治目中泪出；配囟会穴治中风不语；配兑端、承浆穴治癫痫；配水沟穴治寒热头痛、喘渴；配太冲、太溪、阴郄、风池穴治肝阳上亢型头痛、眩晕、失眠等病症。

上星

【简单易学取穴法】

在头部，前发际正中直上1寸处。

【小穴位大疗效】

◎**熄风清热**：主治头痛，眩晕，目赤肿痛，迎风流泪，面目赤肿，癫狂，癫痫，小儿惊风，疟疾。

◎**宁神通鼻**：主治鼻流涕，鼻流血，鼻痔，鼻痈。

本穴配合谷、太冲穴治头目病；配大椎穴治鼻息肉、面目赤肿、口鼻出血不止；配印堂、百会、迎香、合谷、曲池、列缺、支沟穴治酒糟鼻；配人中、风府穴可去风邪，清神醒脑。

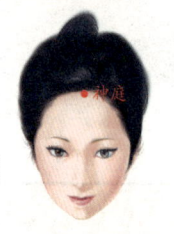

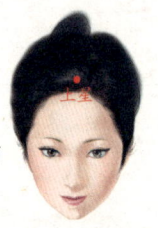

囟会

【简单易学取穴法】

在头部，前发际正中直上2寸（百会前3寸）处。

【小穴位大疗效】
◎ **安神醒脑**：主治头痛，目眩，小儿惊风，嗜睡。
◎ **清热消肿**：主治面赤暴肿，流鼻血，流浊涕。

本穴配玉枕穴治头风；配百会穴治多睡；配头维、太阳、合谷穴治头痛目眩；配上星、合谷、列缺、迎香穴治鼻流浊涕、鼻出血；配人中、十宣穴治中风昏迷、癫痫。切记小儿不可按此穴。

前顶

【简单易学取穴法】

在头部，前发际正中直上3.5寸（百会前0.5寸）处。

【小穴位大疗效】
◎ **熄风醒脑**：主治头晕，目眩，头顶痛，流浊涕，目赤肿痛，小儿惊风。
◎ **宁神镇痉**：主治癫痫。

本穴配前顶、后顶、颔厌穴治眩晕、偏头痛；配人中治面肿虚浮；配百会穴治眼睛红肿。

素髎

【简单易学取穴法】

在人体的面部，当鼻尖的正中央。

【小穴位大疗效】
◎ **除湿降浊**：主治鼻出血，鼻流清涕等。
◎ **熄风定惊**：主治惊厥，昏迷等。

水沟

【简单易学取穴法】

在人体的面部，当人中沟的上1/3与中1/3交点处。

【小穴位大疗效】
◎ **通经活络**：主治风水面肿，牙痛，牙关紧闭，挫闪腰疼等。

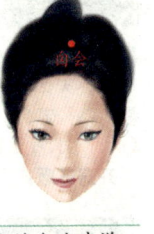

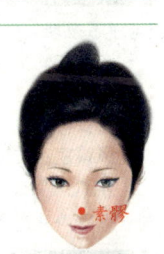

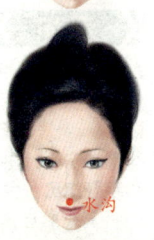

兑端

【简单易学取穴法】

在人体的面部，当上唇的尖端，人中沟下端的皮肤与唇的移行部。

【小穴位大疗效】

◎**开窍苏厥**：主治昏迷，晕厥，癫狂，癔病等。

百会

【简单易学取穴法】

本穴在头部，前发际正中直上5寸，两耳尖连线中点处。

【小穴位大疗效】

◎**熄风醒脑**：主治头痛，眩晕，惊悸，健忘，中风不语，癫狂，癫痫，癔病，耳鸣。

◎**升阳固脱**：主治鼻塞，脱肛，痔疾，子宫脱垂，泄泻。

本穴配天窗穴治中风失声不能言语；配百会、长强、大肠俞穴治小儿脱肛；配脑空、天枢穴治头风。

后顶

【简单易学取穴法】

在头部，后发际正中直上5.5寸（脑户上3寸）处。

【小穴位大疗效】

◎**醒脑安神**：主治癫痫。

◎**熄风镇痉**：主治头痛，眩晕，落枕，烦心，失眠。

本穴配百会、合谷穴治头顶剧痛；配外丘穴治颈项痛、恶风寒；配玉枕、颔厌穴治眩晕；配率谷、太阳穴治偏头痛。

强间

【简单易学取穴法】

在头部，后发际正中直上4寸处。

【小穴位大疗效】

◎**醒神宁心**：主治癫狂，头晕，烦心，呕吐。

◎**平肝熄风**：主治摇头，头痛，目眩。

本穴配后溪、至阴穴治后头痛、目眩。

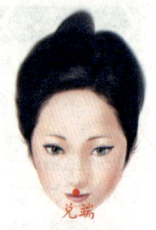

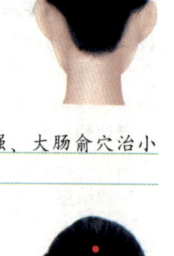

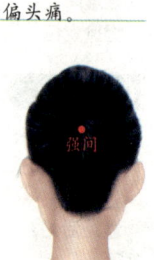

脑户

【简单易学取穴法】

在头部,后发际正中直上2.5寸,枕外隆凸上缘的凹陷处。

小穴位大疗效

◎ **醒神开窍**:主治癫狂,癫痫,声音嘶哑。

◎ **平肝熄风**:主治头重,头痛,面赤,目黄,眩晕,面痛,落枕舌本出血。

本穴配通天、脑空穴治头痛;配人中、太冲、丰隆穴治癫狂痫。

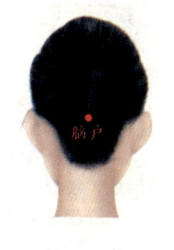

风府

【简单易学取穴法】

在项部,后发际正中直上1寸,枕外隆凸直下,两侧斜方肌之间的凹陷处。

小穴位大疗效

◎ **散风熄风**:主治眩晕,颈项疼痛,咽喉肿痛,目痛,流鼻血,半身不遂。

◎ **通关开窍**:主治癫狂,癫痫,瘛病,中风不语,悲恐惊悸。

本穴配昆仑穴治癫狂、多言;配二间、迎香穴治流鼻血;配金津、玉液、廉泉穴治舌头僵直难言。

哑门

【简单易学取穴法】

在项部,后发际正中直上0.5寸,第一颈椎下。

小穴位大疗效

◎ **散风熄风,开窍醒神**:主治舌缓不语,音哑,头重,头痛,颈项僵直,中风,癫狂,癫痫,瘛病,七窍流血,重舌,呕吐。

本穴配哑门、听会、外关、丘墟穴治高热或疟疾所致耳聋;配人中、廉泉穴治舌头僵直不语、声音嘶哑、咽喉炎;配百会、人中、丰隆、后溪穴治癫狂、癫痫;配风池、风府穴治中风失语、不省人事;配劳宫、三阴交、涌泉等穴回阳九针,可以开窍醒神,治昏厥;配脑户、百会、风池、太溪、昆仑、肾俞穴治大脑发育不全。

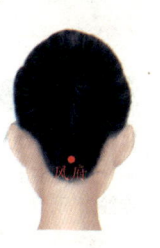

足太阳膀胱经

足太阳膀胱经共有67个穴位，按摩足太阳膀胱经可以防治泌尿生殖系统、精神神经系统、呼吸系统、循环系统、消化系统的病症及本经所过部位的病症，如癫痫、头痛等症。

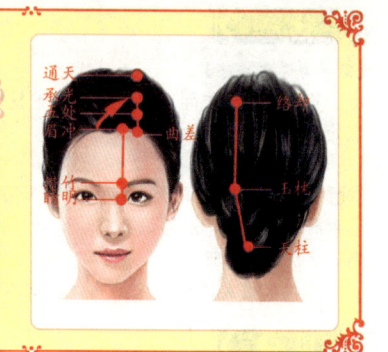

眉冲

【简单易学取穴法】

本穴位于头部，在攒竹直上发际0.5寸，神庭与曲差连线之间。

【小穴位大疗效】

◎ **散风清热**：主治目赤肿痛，目视不明，鼻塞，头痛，眩晕。

◎ **镇痉宁神**：主治癫痫。

本穴配太阳穴治头痛。

攒竹

【简单易学取穴法】

本穴位于面部，在眉头凹陷中，眶上切迹处。

【小穴位大疗效】

◎ **清热明目**：主治目眩，视物不明，目赤肿痛，迎风流泪，近视，夜盲，眼睑𥆧动。

◎ **祛风通络**：主治伤寒，脖子酸疼、僵硬，坐骨神经痛。

◎ **止痉**：主治癫狂，痫症，小儿惊风。

◎ **治疗头面五官病症**：主治头痛，眉棱骨痛，面瘫，面赤，颊肿，流鼻血。

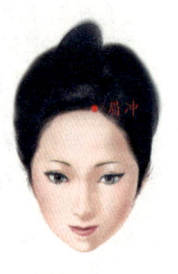

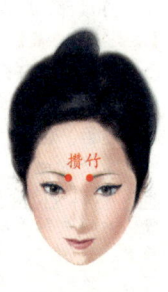

睛明

【简单易学取穴法】

本穴位于面部,目内眦角稍上方凹陷处。

【小穴位大疗效】

◎泄热明目:主治眼睛红肿,目眩,迎风流泪,内眦痒痛,目视不明,近视,夜盲,色盲。

◎祛风通络:主治恶寒头痛,腰痛。

本穴配攒竹、四白、太阳、承泣、鱼腰穴等眼部重要穴位,可缓解眼部疲劳,治疗近视;配球后、光明穴,可治看东西模糊。

曲差

【简单易学取穴法】

本穴位于头部,在前发际正中直上0.5寸,旁开1.5寸,即神庭与头维连线的内1/3与中1/3交点上,并可以用此点做头正中线的平行线。

【小穴位大疗效】

◎熄风醒脑:主治头晕,目眩,头顶痛,流浊涕,眼睛红肿、疼痛,小儿惊风。

◎宁神镇痉:主治癫痫。

本穴位配合谷,治头痛、鼻塞。

五处

【简单易学取穴法】

本穴位于头部,在前发际正中直上1寸,旁开1.5寸处。

【小穴位大疗效】

◎清热散风,明目镇痉:主治头痛,目眩,鼻塞,烦心,眼睛肿痛,小儿惊风,癫痫。

本穴气血本应由曲差穴提供,但因曲差穴的气血受热后散于膀胱经之外,不能传入本穴,转而由头部其他部位的气血汇入得名。因为本穴的气血空虚是正常的,若施以火灸,则穴内的水湿气化充斥穴内,会破坏原有状态,所以不可灸。本穴配合谷、太冲穴,治头痛、目眩。

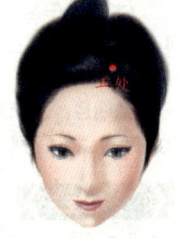

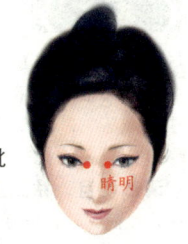

承光

【简单易学取穴法】

本穴位于头部,在前发际正中直上2.5寸,旁开1.5寸处。

小穴位大疗效

◎**清热明目,祛风通窍**:主治头痛,目眩,鼻塞,流涕,热病无汗,呕吐烦心。

本穴的气血由五处穴提供,水湿比五处穴更少,若施灸只能熬干穴内地部之水,进而伤害大脑,不能火灸。本穴配百会穴可治头痛。

通天

【简单易学取穴法】

本穴位于头部,在前发际正中直上4寸,旁开1.5寸处。

小穴位大疗效

◎**清热祛风,通利鼻窍**:主治头痛,头重,眩晕,口眼㖞斜,鼻塞流涕,流鼻血,鼻疮,鼻塞,颈项痛难以转侧。

本穴配迎香、合谷穴,可治鼻部疾病;配脑户、脑空穴,可治头重痛;配通关、通山、通心、通灵、地宗穴,可以治心律不齐。

玉枕

【简单易学取穴法】

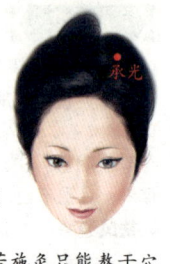

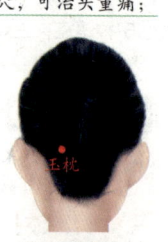

本穴位于后头部,在后发际正中直上2.5寸,旁开1.3寸,平枕外隆凸上缘的凹陷处。

小穴位大疗效

◎**清热明目,通经活络**:主治头痛,不能远视,目痛。
◎**其他**:主治恶风寒,呕吐。

天柱

【简单易学取穴法】

本穴位于项部,大筋(斜方肌)外缘之后发际凹陷

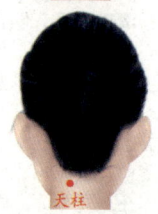

中，在后发际正中旁开1.3寸处。
【小穴位大疗效】
◎祛风解表：主治头痛，项强，眩晕，鼻塞，咽喉肿痛。
◎舒筋活络：主治落枕，肩背痛。

络却

【简单易学取穴法】
在人体的头部，当前发际正中直上5.5寸，旁开1.5寸。
【小穴位大疗效】
◎清热去火：主治头晕，头痛，目视不明，耳鸣，口角炎，小便短黄等。

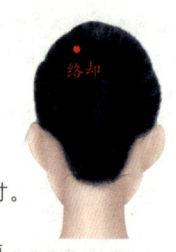

手太阳小肠经

太阳小肠经起于少泽穴、止于听宫穴，左右各19穴。按摩位于手太阳小肠经上位于头部的穴位，如听宫、颧髎、天窗等，可以治疗少腹痛、腰痛、耳聋、目黄等病症。

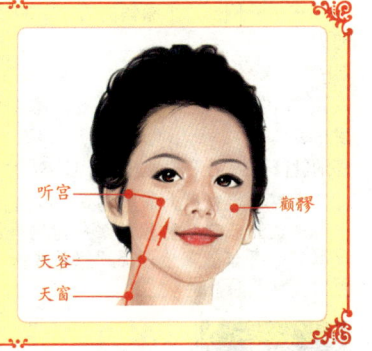

听宫

【简单易学取穴法】
本穴位于面部，耳屏前，下颌骨髁状突的后方，张口时呈凹陷处。
【小穴位大疗效】
◎聪耳开窍：主治耳鸣，耳聋，齿痛。
◎安神定志：主治癫狂，癫痫。

"听宫"从字面上看，专指可以听到声音，隐含之意即为专门治疗耳部方面的疾患，如耳聋、耳鸣、听力下降等，都可点揉此穴改善不适症状。

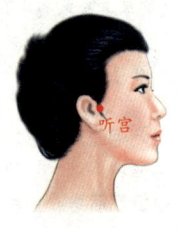

颧髎

【简单易学取穴法】

本穴位于面部，于目外眦直下，颧骨下缘凹陷处。

【小穴位大疗效】

◎ **祛风镇痉，清热消肿**：主治口眼㖞斜，眼睑跳动，面赤，牙痛，颌肿，三叉神经痛。

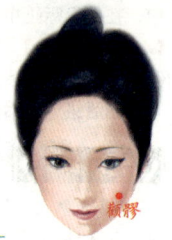

颧穴，又名兑骨穴、兑端穴、椎穴、权穴，是专门治疗面部疾病的有效穴位。

天容

【简单易学取穴法】

在颈外侧部，下颌角的后方，胸锁乳突肌的前缘凹陷中。

【小穴位大疗效】

◎ **清热利咽**：主治咽喉肿痛，咽中如梗，气喘，发热恶寒。

◎ **消肿降逆**：主治颈项扭伤，项部疖肿，瘰疬。

天容穴，临床上常用来治疗因心气不足、肝胆失于疏泄、情志失调所致的疾病。按压该穴可以治疗癔病性失语，此病属中医学"郁证"范畴；还可以治疗女性常见的梅核气，此病属于情志失调所导致的疾病。

天窗

【简单易学取穴法】

本穴位于颈外侧部，胸锁乳突肌的后缘，扶突后，与喉结相平。

【小穴位大疗效】

◎ **利咽聪耳**：主治咽喉肿痛，耳聋，耳鸣，声音嘶哑，口眼㖞斜。

◎ **舒筋活络**：主治颈项僵直、疼痛，手臂麻木酸痛。

"天"指头；"窗"指头的孔窍。顾名思义，天窗穴具有开窍的作用，可以治疗耳聋；又因其位于咽喉旁，故本穴可治咽喉肿痛等颈部疾病。

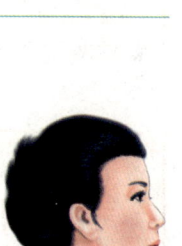

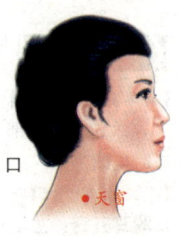

手少阳三焦经

手少阳三焦经，起于小指次指之端，入缺盆，布膻中，散络心包，下膈，遍属三焦。按摩位于手少阳三焦经上的穴位，可以治疗胃脘痛、腹胀、呕恶、嗳气、食不下等症。

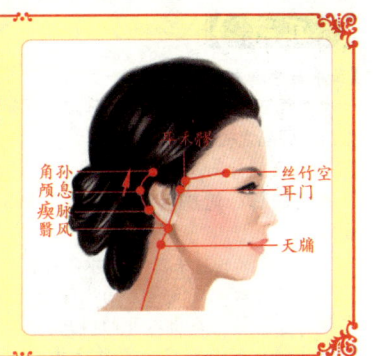

丝竹空

【简单易学取穴法】

本穴位于面部，眉梢凹陷处。

【小穴位大疗效】

◎**清利头目**：主治头痛，目赤肿痛，眼睑颤动，目眩。
◎**安神镇惊**：主治面神经麻痹，视神经性萎缩，癫狂，癫痫。

丝竹空穴除了可治疗疾病，还是个美容要穴。经常按摩丝竹空穴，就可以防止太阳穴附近出现黄褐斑，还可预防和消除鱼尾纹。

耳禾髎

【简单易学取穴法】

本穴位于头侧部，在鬓发后缘，平耳根前方，颞浅动脉后缘。可在耳门前上方，平耳郭根之前方，鬓发后缘之动脉搏动外取穴。

【小穴位大疗效】

◎**祛风通络，解痉止痛**：主治头痛，耳鸣，牙关紧闭，流鼻涕，脸颊肿痛，面瘫，面肌痉挛，耳炎，鼻炎。

本穴配颧髎、颊车、地仓、合谷穴，可治面痛、口眼㖞斜；配合谷穴，可治齿痛；配迎香，可治面部发痒；配迎香、四白、下关、太阳穴可治黄褐斑；配印堂、阳白、太阳、迎香、四白、下关穴，可美白肌肤。

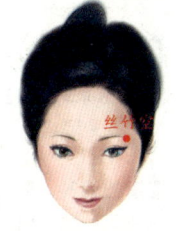

25

耳门

【简单易学取穴法】

在面部,耳屏上切迹的前方、下颌骨髁状突后缘,张口有凹陷之处。

【小穴位大疗效】

◎ **开窍聪耳,泄热活络**:主治耳鸣,耳聋,耳、齿痛等。

本穴中的物质来源于角孙穴的水湿之气。在水湿之气传入本穴后,就气化为雨冷降于地部,后经水井循耳孔流入体内。本穴如同三焦经气血出入耳的门户,所以被称为耳门。本穴配丝竹空穴,可治牙痛;配兑端穴,可治上齿龋;配听宫、听会、翳风穴,可治耳聋、耳鸣。

角孙

【简单易学取穴法】

在头部,折耳郭向前,在耳尖直上,入发际处。

【小穴位大疗效】

◎ **清热消肿,散风止痛**:主治唇燥,齿痛,腮腺炎,偏头痛,颈项僵直。

本穴所治上述各种疾病都是内热壅盛导致的,临床对于此穴常施以放血法、火柴灸法、毫针泻法等。

颅息

【简单易学取穴法】

本穴位于头部,在角孙至翳风之间,沿耳轮连线的上、中1/3的交点处。

【小穴位大疗效】

◎ **通窍聪耳**:主治头痛,耳鸣,耳聋。
◎ **泄热镇惊**:主治小儿惊痫。

颅息中的"息"即囟字,对小儿头部的囟门至关重要。本穴配太冲穴,可治小儿惊痫、呕吐、涎沫;配天冲、脑空、风池、太阳穴,可治偏头痛、头风病。另外,本穴的气血物质为天部的凉湿水气,若为寒证则点刺本穴至出血,或先泻后补,或灸之;若为热证则可以泻针出气。

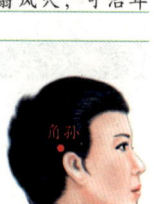

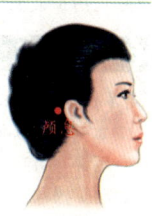

瘛脉

【简单易学取穴法】

本穴位于头部，耳后乳突中央，于角孙至翳风之间，沿耳轮连线的中、下1/3的交点处。可在耳后发际与外耳道口平齐处取穴。

【小穴位大疗效】

◎**熄风解痉**：主治小儿惊痫，惊恐。

◎**活络通窍**：主治耳聋，耳鸣，视物不清，头痛等。

治疗小儿惊痫、呕吐、泻痢，主要用放血的方法，即在穴位处或穴位周围的小络脉处，以三棱针点刺放血。

翳风

【简单易学取穴法】

本穴位于耳垂后方，于乳突与下颌角之间的凹陷处。耳垂微向内折，可于乳突前方凹陷处取穴。

【小穴位大疗效】

◎**聪耳通窍，散内泄热**：主治耳鸣，耳聋，口眼㖞斜，牙关紧闭，牙痛。

◎**行气降逆，消痈散结**：主治呃逆，瘰疬，颊肿。

不少人生气或吵架后会突然耳鸣，可赶紧揉翳风穴；生气时出现头疼、眼花也可以找翳风穴来帮忙。

天牖

【简单易学取穴法】

本穴位于颈侧部，乳突的后方直下，平下颌角，胸锁乳突肌的后缘。

【小穴位大疗效】

◎**清利头目，消痈散结**：主治头痛，颈项僵直，目痛，耳聋，瘰疬，面肿。

◎**通经活络**：主治颈肩背部痉挛强直。

此穴与人迎、扶突、天柱、天府合称"天牖五部"。"天牖五部"主要用来治疗头痛、声音嘶哑、突然失去听觉、拘挛、癫痫及口鼻出血等病症。

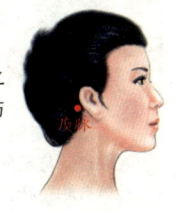

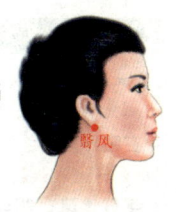

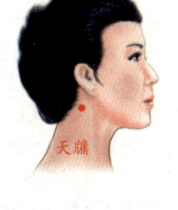

足少阳胆经

足少阳胆经起于目锐眦，入缺盆。与足少阳胆经有联系的脏器有胆、肝、膈、耳、眼、咽喉。按摩位于足少阳胆经上的穴位可以治疗侧头、目、耳、咽喉病和神志病等疾病。

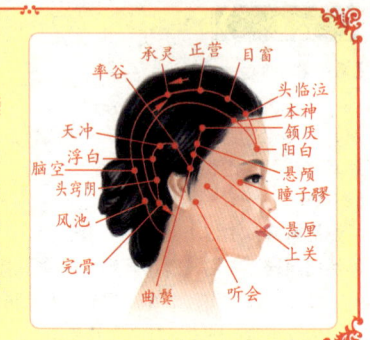

穴位：率谷、承灵、正营、目窗、头临泣、本神、颔厌、阳白、悬颅、瞳子髎、悬厘、上关、天冲、浮白、脑空、失窍阴、风池、完骨、曲鬓、听会

瞳子髎

【简单易学取穴法】

本穴位于面部，目外眦旁，眶外侧缘处。闭目时，可在眼外角纹之止处取穴。

【小穴位大疗效】

◎**平肝熄风，明目退翳**：主治红眼，目痛，迎风流泪，近视，白内障，目翳，口眼㖞斜，头痛。

本穴配合谷、临泣、睛明穴，可治目生内障；配少泽穴，可治女性乳房肿痛；配养老、肝俞、光明、太冲穴，可治视物昏花。

听会

【简单易学取穴法】

本穴位于面部，耳屏间切迹的前方，下颌骨髁突的后缘，张口有凹陷处。

【小穴位大疗效】

◎**开窍聪耳**：主治头痛，腮肿，面痛，耳鸣，耳聋，耳流脓，耳内疼痛，齿痛，口眼㖞斜。

◎**通经活络，安神宁心**：主治中风，手足不遂。

"听"专指听觉；"会"即会聚。听会穴即为会聚听觉之意。本穴又名听呵、听诃、后关，以针直刺0.5寸就可起作用，可灸。本穴配颊车、地仓穴，可治中风、口眼㖞斜；配迎香穴，可治耳聋气

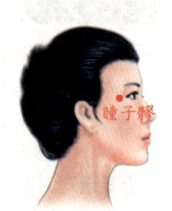

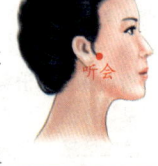

痛；配耳门、听宫穴，可治下颌关节炎。

上关

【简单易学取穴法】

本穴位于耳前，下关直上，在颧弓的上缘凹陷处。

小穴位大疗效

◎**开窍聪耳**：主治偏头痛，面痛，耳鸣，耳聋，口眼㖞斜，口噤不开，齿痛，青盲，目眩。

◎**散风活络**：主治癫狂，癫痫。

上关穴，又名客主人。本穴配肾俞、翳风、太溪、听会穴，可治老年人肾虚性耳鸣、耳聋；配耳门、合谷、颊车穴，可治下颌关节炎、牙关紧闭。

颔厌

【简单易学取穴法】

本穴位于头部，在鬓发上，头维与曲鬓弧形连线的上1/4与下3/4交点处。

小穴位大疗效

◎**清热散风，通络止痛**：主治偏头痛，颈项痛，目外眦痛，齿痛，耳鸣，口眼㖞斜，眩晕。

颔，指的是下巴，任脉及足阳明胃经都经过这个部位。厌，就是厌倦的意思。本穴名意指胆经气血在此以风行之状输向头部的各部。本穴配悬颅穴，可治偏头痛；透悬颅、悬厘穴，配外关、风池穴，可治眩晕。

悬颅

【简单易学取穴法】

本穴位于头部鬓发上，头维与曲鬓弧形连线的中点处。

小穴位大疗效

◎**通络消肿，清热散风**：主治偏头痛，面肿，目外眦痛，齿痛，鼽衄。

"颅"就是头颅的意思，"悬颅"即为把头悬起来。什么时候头会感觉悬

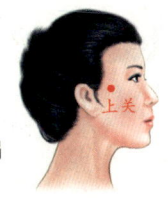

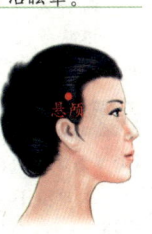

起来呢？即为头晕目眩之时，可见悬颅穴就是专门治疗此症的。另外，长时间伏案工作总会有注意力不够集中的时候，按摩悬颅穴能促进注意力的集中。

悬厘

【简单易学取穴法】

本穴位于头部鬓发上，头维与曲鬓弧形连线的上3／4与下1／4交点处。

【小穴位大疗效】

◎**通络解表，清热散风**：主治偏头痛，面肿，目外眦痛，耳鸣，齿痛，心烦。

◎**治疗消化系统病症**：主治干呕，不欲食，善嚏。

悬厘穴常和悬颅穴配伍使用，主要用来治疗头晕目眩。另外，本穴为胆经与手足阳明经的交会穴，而手足阳明经有调理脾胃的功能，根据腧穴的接经主治作用，该穴还适用于治疗消化系统疾患。

曲鬓

【简单易学取穴法】

本穴位于头部，耳前鬓角发际后缘的垂线与耳尖水平线交点处。

【小穴位大疗效】

◎**祛头风，利口颊**：主治偏头痛，颌颊肿，目赤肿痛，颈项疼痛，口眼㖞斜，失音。

曲鬓穴为足少阳和足太阳的交会穴，而足少阳、足太阳分布于头项、眼睛等处，根据"经脉所过，主治所在"的规律，本穴为治疗头面五官病症的常用穴。

率谷

【简单易学取穴法】

本穴位于头部，在耳尖直上入发际1.5寸，角孙直上方处。

【小穴位大疗效】

◎**平肝熄风，通经活络**：主治偏、正头痛，眩晕，目赤肿痛，耳鸣，耳聋。

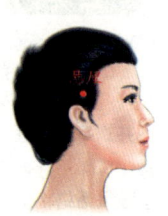

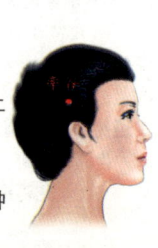

◎**清热解郁，和胃化痰**：主治烦满呕吐，不能饮食，咳嗽，咯痰。

本穴配印堂、太冲、合谷穴，可治小儿急慢惊风、眩晕、耳鸣；配合谷、足三里穴，可治流行性腮腺炎。

天冲

【简单易学取穴法】

本穴位于头部，耳根后缘直上入发际2寸，率谷后0.5寸处。

【小穴位大疗效】

◎**祛风定惊**：主治癫痫，惊恐。

◎**清热消肿**：主治头痛，齿根肿痛，甲状腺肿大，耳鸣，耳聋。

"天"即头；"冲"即冲撞、矛盾。当人内心存在矛盾纠结时，往往会产生头痛、惊恐、癫痫等问题，这些症状都跟天冲穴有直接关系。所以内心矛盾激化、产生恐惧情绪时，可以按揉这个穴位予以缓解。

浮白

【简单易学取穴法】

本穴位于头部，耳后乳突的下方，天冲与完骨的弧形联结的中1/3与上1/3交点处。

【小穴位大疗效】

◎**解郁化痰**：主治胸中满，胸痛，喘息，咳逆，多痰。

◎**理气散结**：主治瘰疬，甲状腺肿大。

◎**通经活络**：主治颈项强直，痈肿，臂痛，下肢痿痪。

◎**治疗头面五官疾病**：主治耳鸣，耳聋，齿痛，喉痹，目痛。

浮白穴为足少阳与足太阳的交会穴，这两经都分布于颈项、肩及下肢，根据下病上取的原则，本穴可治疗肩臂及下肢病症。

完骨

【简单易学取穴法】

本穴位于头部，在耳后乳突的后下方凹陷处。

【小穴位大疗效】

◎**宁神安眠**：主治癫痫，失眠。

◎**祛风清热**：主治头痛，头面浮肿，齿痛，口眼㖞斜，

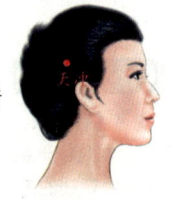

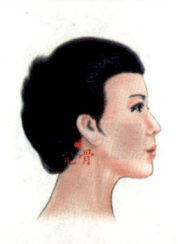

喉痹，口噤不开，颊肿，耳后痛。
◎**通络**：主治足痿无力，下肢不遂，颈项强直。

> 本穴配风池、大杼穴，可治疟疾；配风池穴，可治癫疾、僵仆（身体不自主地直挺倒地）；配风池、合谷穴，可治风热上犯喉痹、牙痛、炸腮、口㖞。

本神

【简单易学取穴法】

本穴位于头部，前发际上0.5寸，神庭旁开3寸，神庭与头维连线的内2／3与外1／3的交点处。

【小穴位大疗效】

◎**通经活络**：主治半身不遂，胸胁痛，颈项强痛。
◎**祛风定惊**：主治癫痫症，小儿惊风，中风不省人事。

> 本神穴中的"本"有本领、能力之意。本穴居头部，头为元神所在，又在神庭之旁，所以叫作本神。本穴配前顶、囟会、天柱穴，可治惊痫；配水沟、太阳、合谷、百会穴，可治中风不省人事、惊风。

头临泣

【简单易学取穴法】

本穴位于头部，瞳孔直上入前发际0.5寸，神庭穴与头维穴连线的中点处。沿这点做头正中的平行线，自目窗穴至风池穴都在这条线上。

【小穴位大疗效】

◎**聪耳明目，通鼻窍**：主治头痛，目眩，目外眦痛，目翳，鼻塞，鼻渊，耳鸣，耳聋。
◎**安神定志**：主治小儿惊风，中风，昏迷，癫狂，胸痹，心痛。

> "临"指从上而下，"泣"指流泪。这个穴位因在头目上方且主治目疾而得名，与足部本经同名穴（足临泣）相区分。一般来说，治疗鼻塞常配伍通天穴，治疗泪出常与头维穴共用。

目窗

【简单易学取穴法】

本穴位于头部，前发际上1.5寸处。

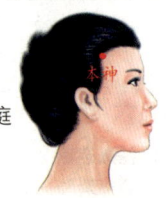

【小穴位大疗效】
◎**明目开窍**：主治头痛，眩晕，面浮肿，目赤肿痛，远视，近视，青盲，白内障，上齿痛，耳聋，鼻塞。
◎**祛风定惊**：主治小儿惊痫。
◎**其他**：主治恶寒，发热无汗。

老花眼是一种自然的生理现象，所以不可能完全治愈，但我们可以靠指压目窗穴来减轻老化现象。指压目窗穴时，食指和中指重叠，左右目窗穴同时进行，每一次按压需要7~8秒，一次操作至少要持续5分钟，早晚各一次。

正营

【简单易学取穴法】
本穴位于头部，在前发际上2.5寸，头正中线旁开2.25寸处。

【小穴位大疗效】
◎**平肝明目，疏风止痛**：主治头痛，项强，头晕，目眩，齿痛。
◎**其他**：主治半身不遂，恶风寒。

正营穴中的"正"有遇、恰巧之意；"营"有布、集之意。该穴属胆经，阳维之脉布于此，恰与胆经相遇、集结，所以称为正营穴。本穴配阳白、太冲、风池穴，可治疗头痛、眩晕、目赤肿痛。

承灵

【简单易学取穴法】
本穴位于头部，前发际上4寸，头正中线旁开2.25寸处。

【小穴位大疗效】
◎**通利官窍**：主治头痛，目痛，鼻出血，鼻塞，多涕。
◎**散风清热**：主治咳嗽，喘息，发热，恶风寒。

承有承受的意思；灵，相当于中医所说的元神，这个穴位能将人体的阴血转化为元神，所以称为承灵穴。本穴配风池、风门、后溪穴，可治鼻衄。

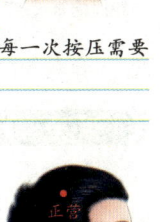

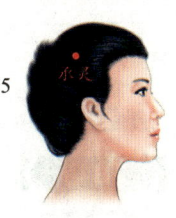

脑空

【简单易学取穴法】

本穴位于头部,当枕外隆凸的上缘外侧,平脑户穴。

【小穴位大疗效】

◎**醒脑宁神**:主治热病,惊悸,癫痫。

◎**散风清热**:主治头痛,目眩,目赤肿痛,耳聋。

本穴配大椎、照海、申脉穴,可治癫痫;配风池、印堂、太冲穴,可治头痛、目眩;配悬钟、后溪穴,可治颈项强痛。

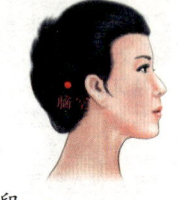

风池

【简单易学取穴法】

本穴位于项部,在枕骨之下,与风府相平,胸锁乳突肌与斜方肌上端之间的凹陷处。

【小穴位大疗效】

◎**平肝熄风**:主治中风昏迷,失眠,抽搐。

◎**祛风解毒**:主治荨麻疹,丹毒。

◎**散风解表**:主治发热恶寒,周身酸楚,中暑,温热病。

头窍阴

【简单易学取穴法】

本穴位于头部,耳后乳突的后下方,天冲与完骨的中1/3与下1/3交点处。

【小穴位大疗效】

◎**平肝镇痛**:主治胸胁痛,四肢转筋,手足烦热,颈项强痛,下肢不遂。

本穴配强间穴,可治头痛;配支沟、太冲、风池穴,可治肝胆火盛造成的偏头痛或巅顶痛。

阳白

【简单易学取穴法】

在前额部,当瞳孔直上,眉上1寸。

【小穴位大疗效】

◎**平肝熄风**:主治头痛,目痛,外眦疼痛,雀目等。

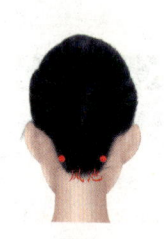

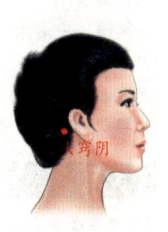

手 阳明大肠经

手阳明大肠经起于合谷穴，止于列缺穴。肺与大肠相表里，肺功能弱了，体内毒素便会在大肠经瘀积。按摩手阳明大肠经分布于头部的穴位，可以把多余的火气去掉。

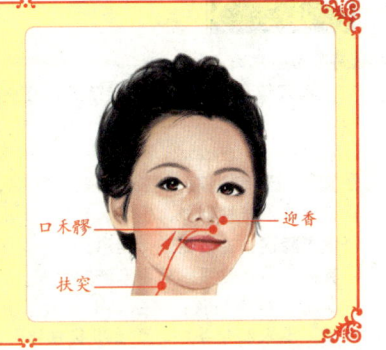

（图示穴位：口禾髎、迎香、扶突）

迎香

【简单易学取穴法】

本穴位于面部，鼻翼外缘中点旁，在鼻唇沟中间。

【小穴位大疗效】

◎ **散风清热，宣通鼻窍**：主治鼻塞，鼻衄，口眼㖞斜，面痒。

◎ **其他**：主治胆道蛔虫，便秘。

迎香穴，顾名思义，即为把香气迎进来。也就是说，当鼻窍不通、鼻塞时，用这个穴位治疗最为有效，实乃通鼻窍的一大要穴。按摩前，首先把鱼际搓热，用搓热的鱼际再轻揉鼻翼，之后点按迎香穴。

口禾髎

【简单易学取穴法】

在上唇部，鼻孔外缘直下，平水沟穴，水沟旁0.5寸处。

【小穴位大疗效】

◎ **祛风清热，开窍**：主治鼻塞，鼻衄，口眼㖞斜，口噤。

禾，细长之物也。髎，孔隙也。口禾髎即指大肠经体表经水由本穴回归大肠经体内经脉。大肠经体表经脉的终结点在迎香穴，而其体表经脉与体内经脉的交接点则在口禾髎，所以此穴是大肠经的一个重要穴位。

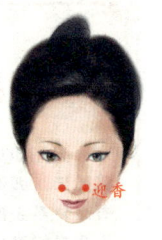

扶突

【简单易学取穴法】

本穴位于颈外侧部，喉结旁，在胸锁乳突肌前、后缘之间。

【小穴位大疗效】

◎ **宣肺气，利咽喉**：主治咳嗽，气喘，咽喉肿痛，失声，瘰疬，急性咽炎，感冒。

◎ **理气降逆**：主治呃逆，喘息。

◎ **其他**：甲状腺手术常用麻醉穴之一。

扶，两旁相扶；突，高起之处。扶突穴在咽喉两旁，与水突相近，故名。本穴配合谷穴，可治甲状腺肿大。

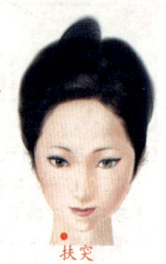

足阳明胃经

足阳明胃经循行部位起于鼻翼旁，即迎香穴，至额前。有消化系统疾病或易患感冒的人要常按摩分布于足阳明胃经上的穴位，对预防和缓解身体不适十分有益。

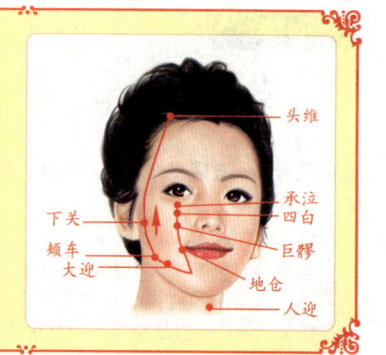

穴位：头维、承泣、四白、巨髎、地仓、人迎、下关、颊车、大迎

承泣

【简单易学取穴法】

本穴位于面部，瞳孔直下，在眼球与眼眶下缘之间。

【小穴位大疗效】

◎ **散风清热，明目止泪**：主治眼睑赤痛，多泪，昏夜无见，目痛，口眼㖞斜。

◎ **其他**：主治呃逆，急性腰扭伤，尿崩。

"承"有承受之意，"泣"为流泪之意。因其位于眼睛下，承载眼泪，所以被命名为承泣穴。本穴配太阳穴，可治目赤肿痛；配阳白穴，

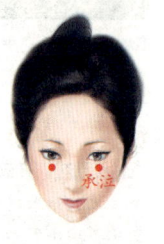

可治口眼㖞斜。

四白

【简单易学取穴法】

本穴位于面部，瞳孔直下，在眼眶下缘凹陷处。

【小穴位大疗效】

◎ **祛风明目**：主治目赤肿痛，眼睑瞤动，迎风流泪，夜盲，眩晕，口眼㖞斜，头面疼痛，三叉神经痛。

四，指四面八方，也指穴位所在的周围空间；白，指可见的颜色、肺部的颜色。本穴名意指胃经经水在本穴快速气化成为天部之气。本穴配阳白、地仓、颊车、合谷穴，可治口眼㖞斜；配攒竹穴，可治眼睑瞤动。

巨髎

【简单易学取穴法】

本穴位于面部，瞳孔直下，平鼻翼下缘处，鼻唇沟外侧。

【小穴位大疗效】

◎ **清热熄风，明目退翳**：主治面痛，口眼㖞斜，眼睑瞤动，目翳，目赤痛，青光眼，眶下肿痛，鼻塞，鼻衄，齿痛，唇肿，颊肿，颌肿。

大部分神经系统疾病均集中在巨髎穴之中，面部神经麻痹、三叉神经痛，均可以通过按摩巨髎穴得以缓解和改善。随着年龄的增长，不少老年人会受到中风的侵害，一旦出现中风的征兆，不妨立即按揉此穴。

地仓

【简单易学取穴法】

本穴位于面部，口角外侧，上直瞳孔处。

【小穴位大疗效】

◎ **祛风止痛，舒筋活络**：主治唇不收，眼睑瞤动，口角㖞斜，齿痛，颊肿，小儿流涎。

地仓穴除了具有防病治病的功能，还是一个美容穴。按摩此穴可以刺激口轮匝肌以及面颊深层的肌肉，使肌肉恢复弹性，起到改善面部松弛的作用。

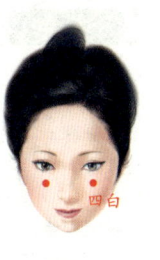

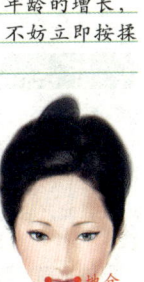

大迎

【简单易学取穴法】

在下颌角前方,咬肌附着部的前缘,面动脉搏动处。闭口鼓腮,在下颌骨边缘现一沟形,按之有动脉搏动处即可取穴。

【小穴位大疗效】

◎**祛风通络,消肿止痛**:主治牙关紧闭,口喎,颊肿,面肿,牙关脱臼,唇吻颤动,瘰疬,颈痛,舌强难言。

"迎"指血气旺盛,因为这个穴位有动脉通过,所以被称为大迎穴。指压这个穴位有增进脸部血液循环、使皮肤紧缩、消除双下巴等功能。

颊车

【简单易学取穴法】

在面颊部,下颌角前上方约一横指(中指),当咀嚼时咬肌隆起,按之。

【小穴位大疗效】

◎**祛风活络,开牙关**:主治齿痛,口眼喎斜,中风牙关紧闭,口噤不开,失声,牙痛不可嚼物,颈肿痛,痄腮。

颊车穴在面部,为运送胃经精微气血于头部的重要穴位,是十三鬼穴之一,对头部疾病有明显的治疗功效,尤其对神经系统疾病的缓解和改善作用显著,配合其他十二个鬼穴治疗癫狂病症效果会更佳,宜采用针灸点刺法。

下关

【简单易学取穴法】

本穴位于面部耳前方,在颧弓与下颌切迹所形成的凹陷中,于耳屏前约一横指处。在颧弓下的凹陷处即可取穴。此穴合口有孔、张口即闭。

【小穴位大疗效】

◎**消肿止痛,聪耳通络**:主治面痛,牙痛,牙龈肿痛,牙关开合不利,口眼喎斜,耳聋,耳鸣,耳痛,颈肿,眩晕。

下关穴位于耳前,又是胆经的交会穴,所以这个穴位可以通治两条经的病,属治病特效穴位。

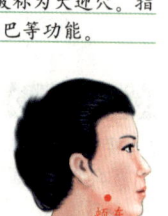

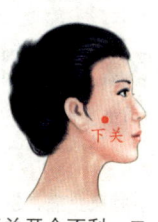

头维

【简单易学取穴法】

本穴位于头侧部,在额角发际上0.5寸,头正中线旁4.5寸处。

【小穴位大疗效】

◎**清头明目,止痛镇痉**:主治偏、正头痛,眩晕,目痛,迎风流泪,眼睑颤动。

头维的"维"即为大绳子之意,很多人头痛的时候,头部就像裹着一根绳子一样,发胀发懵。头痛一旦发作就可以直接找头维穴来帮忙。治疗头痛不仅局限在此处,若太阳穴处疼痛、头疼得眉棱骨痛,按摩头维穴效果也非常明显。

人迎

【简单易学取穴法】

本穴位于颈部,喉结旁,在胸锁乳突肌的前缘,颈部动脉搏动处。

【小穴位大疗效】

◎**利咽散结**:主治头痛,眩晕,咽喉肿痛。
◎**理气降逆**:主治胸满喘息,霍乱,呕吐,饮食难下。

人迎穴是老少皆宜的重要穴位,可防治多种病症。老年人经常按摩这个穴位,可以防治高血压;对于中年人而言,它又是一个美容要穴,按摩它可以使气血更好地达到头面部;对于青年人来说,这个穴位也是缓解心理压力的最好穴位。

国医小课堂

"人迎"名字释义

人,民众也,指胸腹部。迎,迎受也。人迎意指胃经气血由本穴向胸腹以下的身体部位传输。本穴物质为地仓穴分流传来的地部经水,其传输部位是头部以下的胸腹手足。

与大迎穴传送上头的气血相比,头部为君,其所受气血为大、为尊,胸腹手足部则为民,气血物质的配送方式不同,故本穴名为人迎。

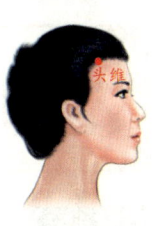

特别推荐——头部的经外穴位

太阳

【简单易学取穴法】在颞部，当眉梢与目外眦之间，向后约一横指的凹陷处，左右各一。

【小穴位大疗效】
◎可治疗头痛、目疾、口眼㖞斜、鼻流浊涕等疾病，还可以减缓眼睛疲劳，促进血液与淋巴液的循环，美容肌肤。

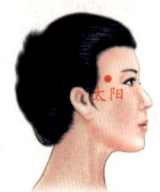

印堂

【简单易学取穴法】在额部，两眉头之间。

【小穴位大疗效】
◎可治疗头痛、眩晕、失眠、小儿惊风、鼻塞、鼻流浊涕、鼻出血、眉棱骨痛、目痛等疾病。
◎多用于治疗神经性头痛、鼻塞、高血压等疾病。

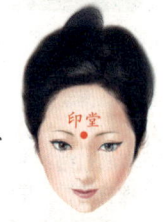

安眠

【简单易学取穴法】翳风与风池连线中点，压之有凹陷并敏感而胀。

【小穴位大疗效】
◎可治疗失眠、后头痛、颈痛。

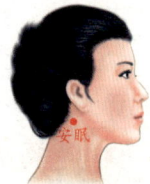

鱼腰

【简单易学取穴法】正坐或仰卧位。在额部，眼睛正上方，在眉毛尖。

【小穴位大疗效】
◎可治疗目赤肿痛、目翳、眼睑下垂、眼睑蠕动、眶上神经痛、三叉神经痛等。
◎多用于治疗急性结膜炎、面神经麻痹、近视等疾病。

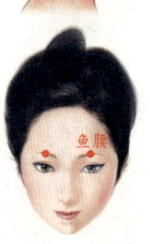

第三章 头部按摩保健祛病

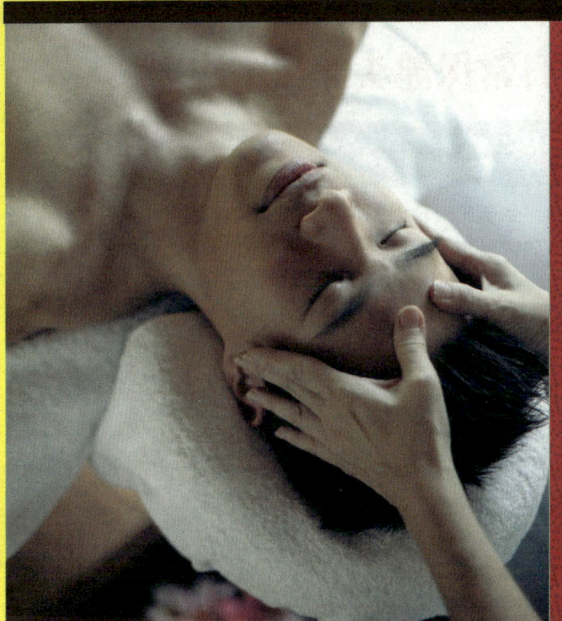

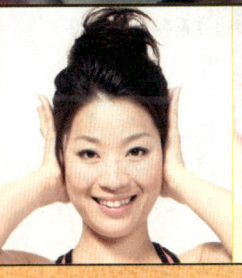

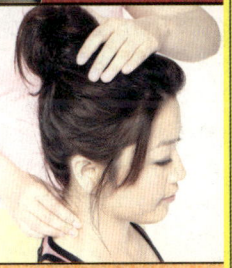

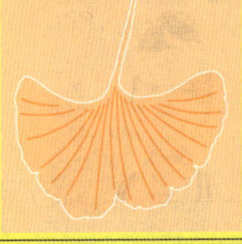

医……

人吃五谷杂粮，总有生病的时候。无论什么类型的疾病，在头部都可以找到治病的特效穴位。对这些穴位进行按摩，则可以有效预防和辅助治疗疾病。

日常保健头部按摩法

睡前保健

现代人的工作、生活压力较大,很容易因神经紧张、精神亢奋引起睡眠障碍。中医研究发现,睡前对头部进行有效按摩,可缓解精神压力,令大脑充分放松,帮助人快速入眠,提高睡眠质量。

临床表现

大脑长时间处于亢奋状态,会引发多种睡眠问题,如不能熟睡、入睡困难、频频做噩梦、夜晚醒后无法继续入睡等。

特效穴位

◎印堂穴 ◎太阳穴 ◎百会穴 ◎风池穴

自助按摩

1. 取坐位,双手食指屈曲,以食指第二节桡侧面紧贴印堂穴向左右两边抹前额,抹时力度要适中,由内向外50次(图①)。
2. 双手拇指指腹紧按两侧鬓发处推抹颞部,推抹时用力要稍重,由前向后50次。
3. 双手拇指指腹按揉风池穴,并做环状运动,用力稍重,每次2分钟,以感觉酸胀为宜。
4. 双手掌心紧按两耳,然后快速有节律地按压50次(图②)。
5. 双眼平视前方,牙关紧咬,用一手掌心在百会穴处做有节律的拍击动作,反复做10次。
6. 用双手拇指点按太阳穴,每次按1分钟。
7. 将双手搓热,掌心紧贴前额,从上向下擦,抹擦时力度要适中,反复做10次(图③)。

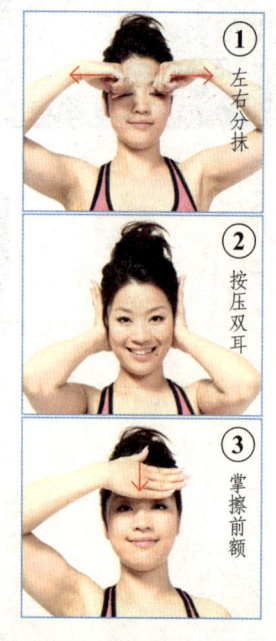

① 左右分抹

② 按压双耳

③ 掌擦前额

增强免疫力

免疫系统是人体阻挡外邪侵袭的防御系统，当人体免疫功能失调，或免疫力下降时，免疫系统不能正常发挥保护作用，就易生病。按摩可以疏通人体的经络，增强人体免疫力。

临床表现

人体免疫力下降的直接表现为：感冒、扁桃体炎、哮喘、支气管炎等病的反复发作。

特效穴位

◎太阳穴 ◎印堂穴

自助按摩

1. 按摩鼻根，两手拇指或食指放在鼻根两侧上下反复揉擦20次左右。
2. 按摩眼眶，两手拇指放在两侧太阳穴上，食指放在眼眶上，由内向外，先上后下，反复擦揉眼眶。

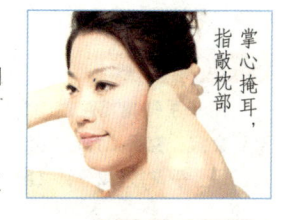

掌心掩耳，指敲枕部

3. 按摩脸部，闭上双眼，双手自下而上、自内向外反复干洗脸10圈，长期坚持可减少面部皱纹，使面色红润，并可预防上呼吸道感染，防止牙龈萎缩。
4. 两手掌心紧按两耳孔，两手食指、中指、无名指轻击后枕部10次（上图），然后掌心掩按耳孔，突然抬离，反复操作10次，最后两食指插入耳孔内转动3次，再突然放开。

国医小课堂

增强免疫力的生活术

营养充足及均衡，多喝水、多运动、多休息，少吃甜食、少吃油脂、少喝酒，亲近大自然，多笑一笑，都是增强免疫力的好方法。

益智健脑

智商的高低对人的发展有至关重要的作用，激活脑神经细胞，拓展脑神经网络，开发大脑潜能是开发智力的主要办法。而中医特效头部按摩法则能帮助你开发大脑潜能，快速提升智力。

临床表现

智力发育迟缓，学习成绩平平，思维能力下降，记忆力减退，反应迟钝。

特效穴位

◎印堂穴◎神庭穴◎百会穴◎攒竹穴◎睛明穴◎鱼腰穴◎丝竹空穴◎太阳穴◎四白穴◎头维穴◎上星穴◎角孙穴◎率谷穴

自助按摩

用双手拇指指腹由印堂穴经神庭穴至百会穴，交替点压5~6次，再返回百会穴，用全手掌按揉2分钟（图①）。

① 全掌按揉百会

辅助按摩

1. 按摩者将拇指指腹置于被按摩者的攒竹穴处（图②），逐渐用力按压，按压1分钟，反复5次。
2. 按摩者将双手置于被按摩者的额头部，以双拇指自印堂穴起向内外依次点揉睛明穴、鱼腰穴、丝竹空穴、太阳穴、四白穴，共3分钟。
3. 按摩者用中指指腹点揉被按摩者头部两侧的头维穴、上星穴、角孙穴各1分钟。
4. 按摩者将双手食指、中指、无名指、小指指端分别放在被按摩者头部两侧耳尖直上两横指处的率谷穴，前后来回推动，约1分钟，然后轻叩头部结束。

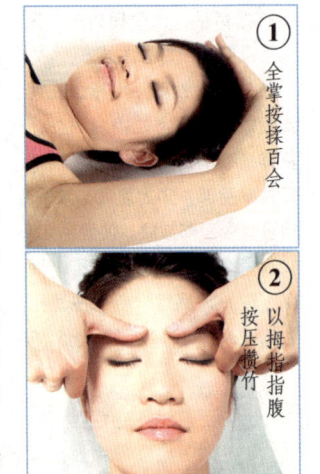

② 以拇指指腹按压攒竹

提神醒脑

经常用脑的办公室人员，常会感觉工作中打不起精神，特别累。如果能掌握一些按摩方法，就可以使大脑变得清醒，立刻精神百倍地投入工作，提高工作效率。

临床表现

精神不振的临床表现为：倦怠、麻木、迟钝、发昏。

特效穴位

◎地仓穴◎迎香穴◎印堂穴◎神庭穴◎太阳穴◎睛明穴◎攒竹穴◎下关穴◎颊车穴◎阳白穴◎百会穴

自助按摩

点压太阳

1. 双手在面部做上下推擦，从地仓穴至迎香穴，至印堂穴、神庭穴、太阳穴、面颊，最后返回地仓穴，反复10次。
2. 两手掌心相对摩擦，搓热后将两手掌心置于两眼眼睑上，并轻轻按压眼球，反复5次。
3. 用中指指端点压睛明穴、攒竹穴、太阳穴（图）、下关穴、颊车穴、阳白穴，每穴按压30秒。
4. 牙关咬紧，掌心在头顶百会穴处叩击10次。

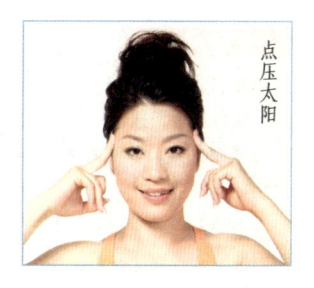

国医小课堂

吃苦味食物能提神醒脑

苦味食物中含有氨基酸、维生素、生物碱、苷类、微量元素等营养成分，既具有提神醒脑的功效，又能防癌抗癌，促进胃酸的分泌，增加胃酸浓度，从而提高食欲。

眼睛干涩

眼睛干涩不仅使人感到难受,时间长了还会影响人的视力。一般情况下,眼睛干涩与视疲劳有关。按摩一下睛明、四白等有护眼功效的经穴,就可以缓解眼部干涩的不适症状。

临床表现

两眼干燥少津、滞涩不爽、易感疲劳。

特效穴位

◎印堂穴◎神庭穴◎睛明穴◎四白穴◎太阳穴◎攒竹穴◎丝竹空穴◎瞳子髎穴

自助按摩

1. 以左右拇指指腹自印堂穴推至神庭穴,左右手交替进行,按摩1~2分钟。
2. 按揉睛明穴,其他四指散开弯曲如弓状,支持在前额上。
3. 左右食指与中指并拢,按揉四白穴,逐渐用力按摩,以局部有热胀感为佳。
4. 以拇指螺纹面按于太阳穴上,其余四指微握拳,以左右食指第二节内侧面轮刮眼眶一圈,先上后下,上侧从攒竹穴开始至丝竹空穴止,下侧从睛明穴起至瞳子髎穴止(右图)。

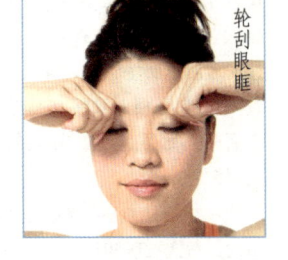

轮刮眼眶

排毒

不良的生活习惯,如吸烟、长期坐着不动、不均衡的饮食、作息混乱等,都会导致人体新陈代谢紊乱,使毒素在体内大量堆积。如果每日抽出几分钟按摩一下头部的经穴,就能帮你排除体内的毒素。

头部按摩一招灵

临床表现

肤色晦暗、无光泽、长痘痘、暗疮、容易过敏。

特效穴位

◎太阳穴◎攒竹穴◎丝竹空穴◎睛明穴◎扶突穴

自助按摩

1. 由上眉骨处开始,用手指指腹以弹钢琴的方式由内至外绕眼周弹动,最后在太阳穴上轻轻按压。
2. 在眼周围以中指指腹轻轻地由内眼角至外眼角滑动5圈,至眼周有温热感。
3. 从鼻翼两侧缓慢地推摩至耳际,由耳后部推至锁骨处,再由额头经太阳穴,经面颊部推摩至锁骨上窝。

辅助按摩

1. 按摩者将手置于被按摩者的左面部两侧,四指并拢从下颌中央开始向耳的后下方按摩,再由耳后部推至锁骨处(右图)。
2. 按摩者双手放在被按摩者的颈部两侧,拇指屈曲,以指腹自上而下按摩颈椎,力度以被按摩者感到舒适为宜。

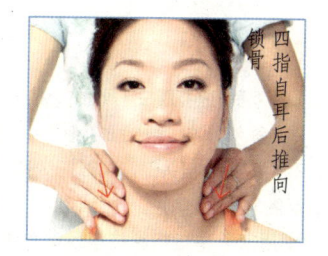

四指自耳后推向锁骨

国医小课堂

保健品"排毒"未必"养颜"

人是一个有机整体,容颜健康与身体的健康状态有直接的联系。打着"排毒"旗号的保健品和营养品,通常是通过大便将有害物质排出体外,多重于"泻",而起不到"补"的作用。要想拥有晶莹白皙、有弹性、健美的肌肤,最主要的是通过饮食、运动等方式调理气血,以保证内脏气血冲盈,达到美容养颜的目的。

常见病头部按摩法

颈椎病

颈椎病是由颈椎间盘退行性变化、颈椎骨质增生引起的综合征。颈椎病的发病没有年龄段限制，但以40岁以上的中老年人居多。时常按摩头部和颈部的穴位，可有效预防及治疗颈椎病。

临床表现

颈肩痛，可放射至头枕部和上肢或一侧面部发热、出汗异常，严重者双下肢活动受影响。

特效穴位

◎风池穴 ◎天柱穴

自助按摩

1. 用双手拇指指腹按压风池穴，按压时力度要适中，每次2分钟，至产生酸胀感、麻木感为宜。
2. 用双手拿捏头部，同时将头部向上提拿，反复5次（图①）。
3. 用双手中指指腹按压颈椎旁线，边揉边移动，上下反复5次。
4. 用按摩板摩擦颈部，至产生温热感为宜（图②）。
5. 把双手固定于颈后部，然后前后俯仰头10次（图③）。

辅助按摩

1. 被按摩者取坐位，全身放松，按摩者用单手食指、拇指指腹按揉风池穴（图④），

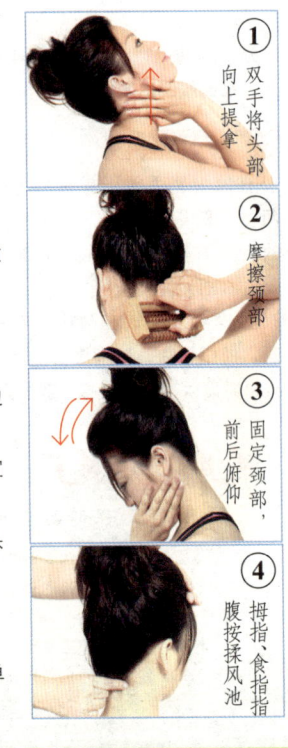

① 双手将头部向上提拿

② 摩擦颈部

③ 固定颈部，前后俯仰

④ 拇指、食指指腹按揉风池

每次2分钟，然后从风池穴拿捏到肩背部，反复10次，最后用力点按风池穴，至被按摩者双肩感到酸胀温热为宜。

2. 用双手拇指、食指、中指指腹拿捏两侧颈项部，每次2分钟，动作要缓慢、柔和（图⑤）。

3. 用右手虎口托住被按摩者的下颌，左手掌面托住后颈，沿垂直方向向上牵引被按摩者的头部，用力由轻渐重，持续3分钟（图⑥）。

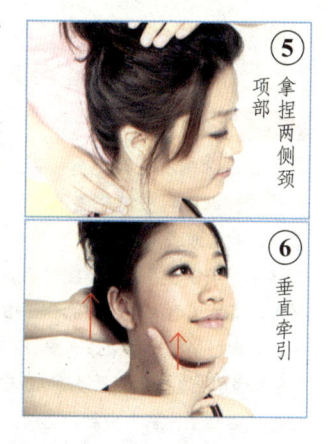

4. 用双手小鱼际轻轻击打被按摩者的颈肩部，然后甩动被按摩者的双臂。

⑤ 拿捏两侧颈项部

⑥ 垂直牵引

落枕

造成落枕的原因主要有两个：一是睡眠姿势不当，枕头过高或过低，软、硬程度不当；二是睡眠时感受风寒所致。一旦发现落枕，可以按摩治疗，以免引发重大疾病。

临床表现

颈肌痉挛，颈项僵硬。

特效穴位

◎风池穴 ◎天柱穴 ◎天容穴 ◎天鼎穴

自助按摩

1. 两手交叉放在颈后，用手掌揉、擦颈项两旁10次，直至感觉到微微灼热为宜（图①）。

2. 用手掌侧面轻轻擦、刮颈项左右各3分钟。

3. 用手指按揉风池穴、天柱穴，每个穴位各

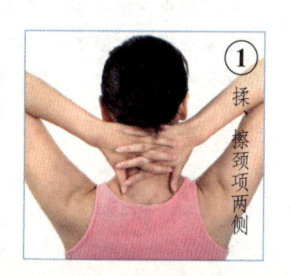

① 揉、擦颈项两侧

49

按1分钟。

4. 按摩后，慢慢转动颈部，以自己所能忍受的最大角度为宜。

《辅助按摩》

1. 如果患者情况比较严重，头颈部无法转动，按摩者可按压患者的天柱、风池二穴，能迅速缓解疼痛。
2. 按摩者按住患者头部两侧的风池穴进行按揉，直至患者感觉到酸胀。在按摩过程中，患者可稍稍转动头颈（图②）。
3. 按摩者用揉、按法使患者颈部放松。按摩时可从上到下、从中央到两边，力度逐渐变大。
4. 按摩者用力按压患者颈部最疼痛的部位，力度由小变大，以患者所能忍受为度。
5. 按摩者轻轻提拉患者头颈，慢慢地左右转动头部（图③），适当地逐渐加快转动频率，左右缓慢进行15次。
6. 按摩者对患者的颈部进行摩擦，以颈部产生灼热感为宜。

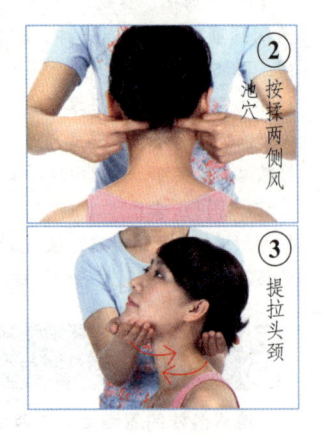

感冒

感冒是日常生活中最常见的一种疾病，一年四季都可能发生，尤其是在季节交替时最多见。对于这小小的感冒而言，预防胜于治疗，经常按摩头部相关穴位，就能避免感冒或缓解感冒症状。

《临床表现》

普通感冒主要表现为鼻塞、流涕、打喷嚏、头痛、发热、头晕目眩等。风寒感冒主要表现为无汗、头痛、流清鼻涕、喉痒、咳嗽、痰稀色白等。

特效穴位

◎迎香穴 ◎风府穴 ◎风池穴 ◎太阳穴 ◎印堂穴

自助按摩

1. 身体站直,两脚分开与肩同宽。双手五指并拢,沿着鼻翼两侧从前额发际向下颌摩擦(图①),反复操作20次。
2. 用双手手指指腹按压鼻旁的迎香穴约3分钟(图②)。
3. 用双手掌心用力摩擦颈部。按摩时,掌心尽量同颈部相贴,以产生温热感为宜(图③)。
4. 用力按压风池穴,以感到酸胀为宜。
5. 按摩太阳穴1～3分钟可缓解头痛。

① 自上而下摩擦面部

② 按压迎香

③ 以掌心摩擦颈部

辅助按摩

>> 风寒型感冒

1. 按摩者用双手按揉被按摩者的印堂穴、太阳穴(图④)、迎香穴各30次。
2. 按摩者用力拿捏被按摩者的风池穴2分钟。
3. 按摩者手成爪形,从被按摩者前发际向后发际做梳头动作,反复10次。

>> 风热型感冒

1. 按摩者用双手按揉被按摩者的印堂穴、太阳穴、迎香穴(图⑤)各30次。
2. 按摩者用手掌心或四指摩擦被按摩者的前额(图⑥),然后从肩部延伸向手指末端用力拿、捏、揉手臂左右各2次,力度不要过大。

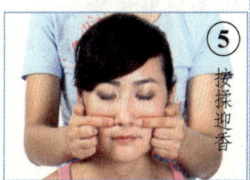

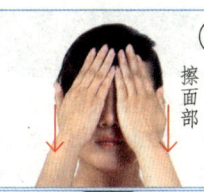

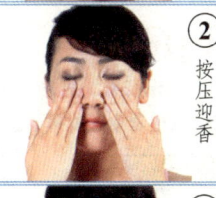

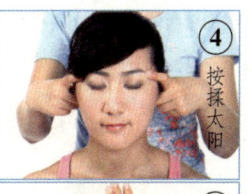

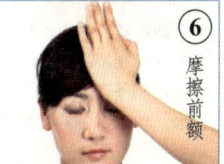

④ 按揉太阳

⑤ 按揉迎香

⑥ 摩擦前额

便秘

便秘是指大便干燥，排出困难，或者排便间隔时间较长，或者虽有便意，但很难排出，常数日一次。中医提醒，深受便秘折磨的人经常按摩印堂、丝竹空等头部穴位，可以预防、辅助治疗便秘。

临床表现

出现肛裂、痔疮、脱肛等继发症。有时还会因粪便在体内停留时间过长，致使毒素不能排出，导致健康受损。

特效穴位

◎印堂穴 ◎神庭穴 ◎太阳穴 ◎率谷穴

自助按摩

1. 拇指指腹自印堂穴推至神庭穴，速度不宜过快，反复操作2~3分钟。
2. 双手紧贴两眉头处，向两侧分抹至太阳穴，再至前发际处，反复2~3分钟。

辅助按摩

1. 按摩者双手放在被按摩者头部，由前向后用五指拿头顶，至后枕部改为三指拿法，3~5次。
2. 双手食指、中指、无名指、小指指端分别放在患者两侧耳尖直上两横指处的率谷穴，前后来回推动（右图），然后轻叩头部结束。

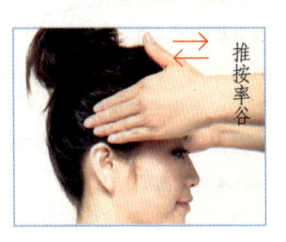

推按率谷

国医小课堂

喝茶缓解便秘

◎**芦荟茶**：芦荟具有调理肠胃和导泻的作用。把洗净的芦荟切成8毫米厚的薄片，放入锅中，加入水，没过芦荟即可。用小火煮熟后滤出芦荟饮用。

◎**决明子茶**：20~30克决明子加入700毫升的水，熬到汤收到一半时关火。作为温和的通便剂，决明子还具有治疗高血压和醒酒的功效。

胸闷

胸闷是一种主观感觉，即呼吸费力或气不够用。它可能是身体器官功能性异常的表现，也可能是人体发生疾病的早期症状反应之一。中医认为，如果能经常按摩头部相应的穴位，即可缓解胸闷的症状。

临床表现

症状有轻有重，轻者若无其事，重者则觉得难受，似乎被石头压住胸膛，甚至发生呼吸困难。

特效穴位

◎印堂穴◎神庭穴◎攒竹穴◎太阳穴◎睛明穴◎四白穴◎人中穴◎承浆穴◎鱼腰穴◎风池穴◎头维穴

自助按摩

1. 双手拇指桡侧缘交替推印堂穴至神庭穴，反复20次，推摩速度不宜过快，以每分钟30次为宜。
2. 用双手拇指螺纹面分推攒竹穴，经眉弓至头两侧太阳穴，缓慢按揉太阳穴30秒，反复操作2分钟。
3. 食指指腹按揉印堂穴、太阳穴、睛明穴、四白穴各1分钟。
4. 拇指指端点按人中穴、承浆穴（右图）、鱼腰穴各1分钟，可逐渐用力，以局部有痛感为宜。
5. 双手拇指指端压在风池穴上，逐渐用力，按揉2分钟，以局部产生酸胀感为佳。
6. 拇指置于头维穴处，其余四指指端扫散头侧部，速度不宜过快，左右各30次。
7. 由前向后五指拿头顶，至后头部改为三指拿法，顺势由上向下拿捏颈项部，反复操作3～5次。

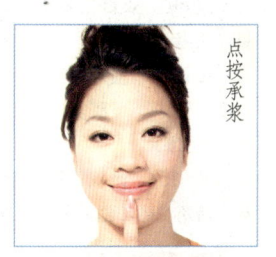

点按承浆

失眠

中医称失眠为"不得眠""不得卧""目不瞑",是以经常不能获得正常睡眠为特征的一种病症。虽用药可解决失眠问题,但是药三分毒,为了保护机体的健康,最好以按摩、饮食等方式改善失眠。

临床表现

入睡困难,不能熟睡,睡眠时间减少,早醒,醒后无法再入睡,多梦,醒后精力得不到恢复。

特效穴位

◎百会穴◎印堂穴◎头维穴◎太阳穴

自助按摩

1. 取坐位,双目自然闭合,将双手食指屈曲,拇指按在太阳穴上,以食指内侧屈曲面,由正中印堂穴沿眉毛两侧分抹,分抹时力度要适中,可反复30次或适当增加,每日2次(图①)。
2. 改为仰卧,用双手拇指指腹按揉太阳穴,然后沿两侧颞部由前向后推摩。

① 由印堂向两侧分抹

② 由眉头推按至眉梢

辅助按摩

1. 按摩者双手放于被按摩者头部两侧,用双手拇指指腹按揉被按摩者的印堂穴,每次3分钟。
2. 用双手拇指指腹从被按摩者的眉头推至两侧眉梢后的太阳穴,反复4次(图②)。
3. 用掌心按揉被按摩者前额的头维穴和百会穴,每穴每次各2分钟。
4. 将双手五指分开成爪形,由被按摩者的前发际向后发际抹动,如十指梳头状,反复10次,或用木梳代替手指。

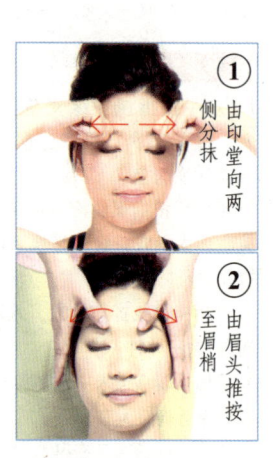

牙痛

牙痛是口腔科牙齿疾病最常见的症状之一，其中由多种原因造成的龋齿是疼痛的最常见原因，还有一些其他非龋性疾病也可导致牙痛。用按摩的方法可以疏通面部经络，预防和缓解牙痛。

临床表现

牙齿及牙龈红肿，面颊肿胀，遇冷热疼痛。

特效穴位

◎太阳穴 ◎下关穴 ◎颊车穴 ◎翳风穴 ◎风池穴 ◎天柱穴

自助按摩

1. 用中指指腹按揉同侧面部下关穴（图①）、颊车穴，用力由轻渐重，每次1分钟。
2. 用双手拇指指尖按揉同侧风池穴，其余四指放在头部两侧，按揉时力度要适中，每次1分钟（图②）。

辅助按摩

1. 被按摩者取坐位，按摩者用中指指腹点压被按摩者的下关穴，每次1分钟，至被按摩者感到酸胀为宜。
2. 用中指指腹按压被按摩者的颊车穴，每次3分钟，按压时用力要稍重，至被按摩者感到酸胀为宜（图③）。
3. 用双手拇指指腹按压风池穴2分钟，其余四指放在头部两侧，至被按摩者感到酸胀为宜。
4. 用拇指指腹按压太阳穴、天柱穴、翳风穴，每次各3分钟，按压时力度要适中，至被按摩者感到酸胀为宜。

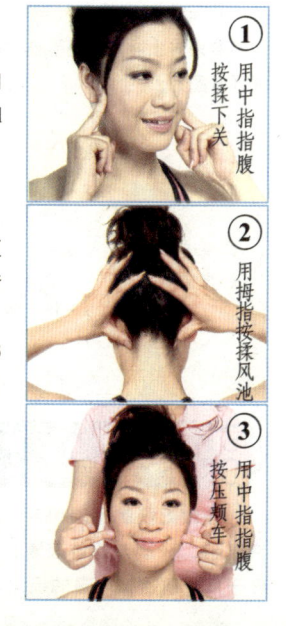

① 用中指指腹按揉下关

② 用拇指按揉风池

③ 用中指指腹按压颊车

呃逆

呃逆可偶然单独发生，也可见于其他疾病的兼症，呈连续或间歇性发作，主要是由各种原因引起膈肌痉挛所致。头部按摩对治疗呃逆效果颇佳，不妨一试。

临床表现

胃气上逆动膈、气逆上冲、喉间呃呃连声、声短而频、令人不能自止。

特效穴位

◎止呃穴

辅助按摩

用拇指指端按压被按摩者眼眶壁上缘内侧凹陷处的止呃穴，直至被按摩者感到酸胀为度（右图）。

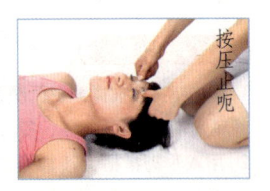

按压止呃

国医小课堂

发生呃逆应做什么

◎呃逆发生时，可以做深呼吸，或者听音乐分散注意力，这样有助于缓解症状。
◎呃逆有时会作为其他疾病的并发症发生，在有所缓解后一定要尽快去医院治疗原发疾病。

近视

导致近视的原因很多，主要有环境、病理、遗传等。近年来的研究表明，环境与遗传因素共同导致了近视的发生。而头部按摩则可濡养于目、疏通被阻滞的经络，达到改善近视的目的。

临床表现

远处的物体不能在视网膜上汇聚,视觉变形,远方的物体模糊不清。

特效穴位

◎阳白穴◎睛明穴◎四白穴◎印堂穴◎攒竹穴◎太阳穴◎承泣穴

自助按摩

1. 找一处10米以外的绿树,全神贯注地凝视树叶25秒,促使眼部放松、眼睑状肌松弛,减轻眼疲劳。
2. 取坐位,双眼自然闭合,全身放松,用拇指指腹按揉睛明穴(图①)、攒竹穴、太阳穴、四白穴、印堂穴、承泣穴,按揉时力度要适中,每穴每次各3分钟,以产生酸胀感为宜。

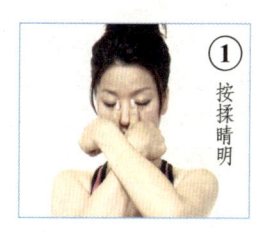

① 按揉睛明

辅助按摩

1. 用双手食指指腹向上下左右推按被按摩者的睛明穴。
2. 用双手食指指尖左右轻拨被按摩者的阳白穴,以出现指下有筋脉滚动、眼球出现胀感为宜,每2日拨一次。
3. 用食指轻按眼球,并配合中指和无名指捏拿被按摩者的眼球,并按颤,捏拿、按颤时动作要轻柔,或用大鱼际轻按眼球。
4. 用食指和中指分别捏拿被按摩者的上下眼睑,快拿快放。
5. 用中指指背滑拨被按摩者的上下眼眶(图②)。
6. 用双手拇指揉压被按摩者两侧的颈肌,其余手指分托下颌与后枕,双手微微用力向上提伸。
7. 被按摩者取坐位,按摩者用中指和食指自内向外分抹上下眼眶(图③)。

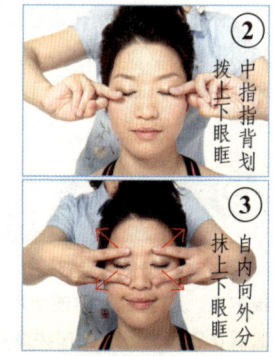

② 中指指背划拨上下眼眶

③ 自内向外分抹上下眼眶

弱视

眼球没有器质性病变而矫正视力不能达到正常视力者称为弱视。弱视对儿童影响很大，若得不到及时治疗，症状会越来越严重。通过按摩眼睛周围的经穴，持之以恒就可以缓解弱视的症状。

临床表现

弱视眼远视力常在0.3米以下；部分患者伴有斜视或眼球震颤；多数患者有分开困难现象，即对单个字的识别能力比同样大小排列成行的字的识别力要高得多。

特效穴位

◎印堂穴◎神庭穴◎睛明穴◎四白穴◎太阳穴◎攒竹穴◎丝竹空穴◎瞳子髎穴

自助按摩

1. 以左右手拇指指腹自印堂穴推至神庭穴，左右手交替进行，按摩1~2分钟。
2. 用食指指腹按揉睛明穴，其他四指散开弯曲如弓状。
3. 左右手食指按揉四白穴，逐渐用力按摩，不可用暴力，以局部有热胀感为佳（右图）。
4. 以拇指螺纹面按于太阳穴上，其余四指微握拳，以左右食指第二节内侧面轮刮眼眶一圈，先上后下，上侧从攒竹穴起至丝竹空穴止，下侧从睛明穴起至瞳子髎穴止。

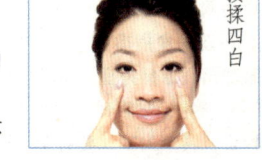

按揉四白

疲劳、困倦

所有的疾病发展到一定的阶段，都可能出现疲劳症状。困倦是由睡眠不足、压力过大等因素引起的一种嗜睡的症状，疲劳也可能是困倦的诱发原因之一。头部按摩对疲劳、困倦有较好的疗效，不妨一试。

临床表现

嗜睡打哈欠、眼神黯淡、浑身酸痛。

特效穴位

◎巨髎穴 ◎天柱穴

自助按摩

用手指按压巨髎穴3分钟。按压这个穴位可以消除患者的下半身疲劳以及紧绷感（图①）。

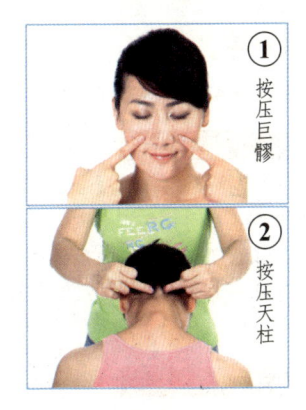

辅助按摩

按摩者用双手手指指端按压被按摩者的天柱穴3分钟（图②）。

① 按压巨髎

② 按压天柱

国医小课堂

重起居，慎饮食

易疲劳、困倦的人，应注意起居规律，早睡早起，不要熬夜；加强锻炼，增强体质；戒烟、戒酒，改掉不良习惯；控制饮食，吃一些清淡的食物，忌食油腻食品。

头痛

头痛是临床上最为常见的症状之一，通常是指局限于头颅上半部的疼痛。实践证明，按摩太阳、印堂等特效穴位，不仅能加快头部血液循环，消除疲劳，健脑安神，对由疾病引起的头痛也有良好的缓解作用。

临床表现

血管性头痛为一侧搏动性痛或胀痛，神经性头痛为针刺样锐痛，肌收缩性头痛为紧缩痛。

特效穴位

◎印堂穴 ◎太阳穴 ◎百会穴 ◎风池穴

自助按摩

前额头痛时可按压印堂穴（图①），两侧头痛可按压百会穴，后头痛可按压风池穴。按压时力度要适中，每穴每次各按5分钟，以穴位有酸胀感为宜，每日2～3次。

辅助按摩

1. 被按摩者全身放松，双目自然闭合，按摩者将双手掌根贴于被按摩者的太阳穴上进行按揉，按揉时用力要轻柔和缓（图②）。
2. 用拇指与食指、中指相对捏住被按摩者颈后肌肉近发际处，一前一后、一紧一松拿捏，时间根据情况而定，至颈部感觉酸胀为宜（图③）。
3. 双手五指分开成爪形，由被按摩者前发际向后发际抹动，如十指梳头状，时间和力度都可根据自身情况而定，至头皮感觉发热舒适为宜，或用木梳代替手指。

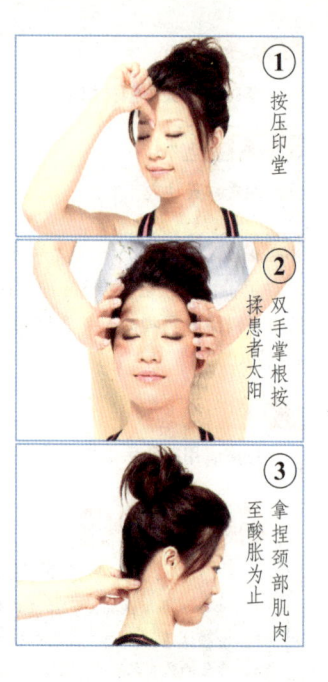

① 按压印堂

② 双手掌根按揉患者太阳

③ 拿捏颈部肌肉至酸胀为止

口腔炎、口角炎

口角炎多发于干燥的秋季，多是由人体缺乏维生素B_2所致，如果在干燥的气候中经常舔嘴唇也会导致口角炎。每天早晚和临睡前，用手指按摩口腔周围穴位，可改善口腔炎和口角炎的症状。

临床表现

口颊、舌边、上腭、齿龈等处发生糜烂、皲裂。

特效穴位

◎承浆穴 ◎下关穴 ◎大迎穴 ◎地仓穴
◎廉泉穴

辅助按摩

1. 被按摩者取仰卧位，按摩者用拇指指腹按压廉泉穴，每次2分钟。
2. 按摩者用中指或食指指腹按揉被按摩者的地仓穴，每次3分钟（图①）。
3. 用拇指顶端掐按被按摩者的承浆穴（图②）、下关穴、大迎穴，按压时用力要适中，每穴每次按压1分钟，至被按摩者感觉酸胀为宜。

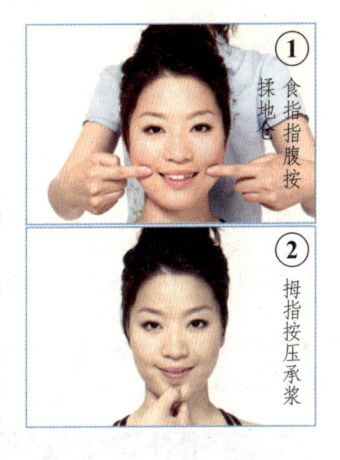

① 食指指腹按揉地仓

② 拇指按压承浆

国医小课堂

缓解口腔炎、口角炎的小窍门

◎将苦瓜洗净去子，捣烂，榨取苦瓜汁50毫升，加冰糖适量，每日可多次口服，适用于心脾积热证。
◎用开水冲泡浓绿茶，在口腔内含漱，或用消毒棉签蘸浓茶涂擦患处，每日3次。

湿疹、荨麻疹

荨麻疹是一种常见的皮肤病，患者皮肤黏膜血管会发生暂时性炎性充血与大量液体渗出。适当的头部按摩能够减轻湿疹及荨麻疹的症状。

临床表现

发热、腹痛、腹泻、皮肤瘙痒，还可能伴有其他全身症状。

特效穴位

◎百会穴 ◎天柱穴 ◎大椎穴

辅助按摩

1.被按摩者取坐位，按摩者用拇指指腹按压被按摩者头顶的百会穴，按压时用力要稍重，每次3分钟（图①）。

2.按摩者用拇指指腹按压被按摩者的大椎穴（图②）、天柱穴，按压时用力要稍重，每穴每次各3分钟，以被按摩者产生酸胀感为宜。

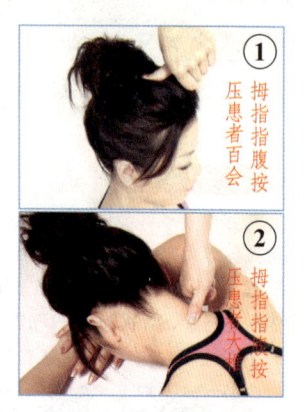

① 拇指指腹按压患者百会

② 拇指指腹按压患者

电视、电脑综合征

有数据表明，IT族、公司职员、玩电子游戏时间久的人易出现电视、电脑综合征。如果能够进行头部按摩，就能疏通经络气血、放松肌肉组织、缓解病态疲劳。

临床表现

头昏、颈椎僵硬、眼睛干涩疲劳、消化不良等。

特效穴位

◎风池穴 ◎天柱穴 ◎风府穴

辅助按摩

1.按摩者用拇指、食指和中指拿捏被按摩者的颈部肌肉。可以适当加大按摩力度，延长按摩时间，直至僵硬缓解为止（图①）。

2. 按摩者右手置于被按摩者的前额，固定被按摩者的头部，左手拇指、食指

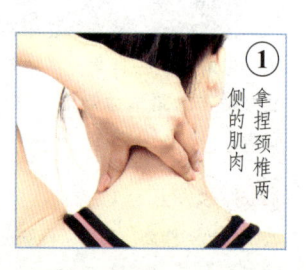

① 拿捏颈椎两侧的肌肉

按压双侧风池穴（图②）、风府穴及天柱穴，每穴每次各3~5分钟，至被按摩者感到局部有轻微酸胀感为宜。

3. 按摩者双手掌心相对，手指并拢，用小鱼际轻叩被按摩者的颈部，至被按摩者感到局部有轻微酸胀感为宜。

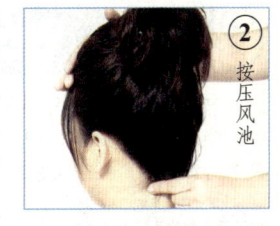

② 按压风池

扁桃体炎

扁桃体炎是咽部扁桃体发生急性或慢性炎症的一种病症，是儿童时期的常见疾病。通常需采用药物疗法，但如果在服用药物的同时，配合头部穴位按摩进行辅助治疗，就可以得到事半功倍的效果。

临床表现

急性扁桃体炎因症状轻重不同，临床表现不一，可出现发热、咽痛，扁桃体显著肿大、充血等症状；慢性扁桃体炎的自觉症状包括：咽干、有异物感、发痒等。

特效穴位

◎风府穴 ◎风池穴 ◎翳风穴 ◎廉泉穴 ◎水突穴

辅助按摩

1. 被按摩者取坐位，按摩者用指端按压、推拿风池穴（图①）、风府穴各1分钟，以患者颈部产生酸胀感为宜。

2. 被按摩者取坐位，用拇指指端用力按压廉泉穴（图②）、水突穴各1分钟，以患者颈部产生酸胀感为宜。

3. 用手指指端按压被按摩者的翳风穴2分钟，以有酸胀感为宜。

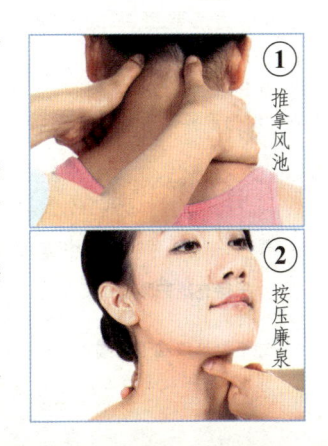

① 推拿风池

② 按压廉泉

中暑

中暑指在高温和热辐射的长时间作用下，身体出现体温调节障碍，伴有水、电解质代谢紊乱及神经系统功能损害等症状的总称，是夏季的常见病。头部按摩对轻度中暑有较好的缓解作用。

临床表现

头晕目眩、面色苍白、出汗、尿量减少、体温升高至40℃以上、呼吸浅快、脉搏增快、血压降低。

特效穴位

◎百会穴◎印堂穴◎人中穴◎太阳穴◎风池穴

自助按摩

1. 在阴凉、通风处，取坐位。
2. 腰背挺直，双脚平放与肩同宽，双手重叠放在小腹部；双目微闭，调匀呼吸，静坐2分钟。
3. 用拇指指腹点按百会穴（图①），按揉时力度要适中，至有酸胀感为宜，可按摩100次。
4. 用中指指腹按揉太阳穴、印堂穴，按揉时力度要适中，每次3分钟。

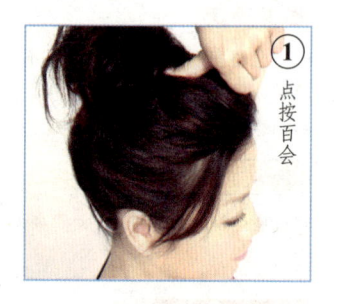

① 点按百会

国医小课堂

中暑的日常防护措施

◎**保持充足的睡眠**：充足的睡眠可使大脑和身体各部分放松，也是防暑的措施。

◎**不要等口渴了再喝水**：出汗较多时，可适当补充一些盐水，以弥补身体因出汗而失去的盐分。

5. 用拇指和食指拿捏风池穴30次。

辅助按摩

用拇指指端掐压被按摩者的人中穴（图②），按摩时不可使用暴力，以免伤害被按摩者的皮肤，可反复操作5次。

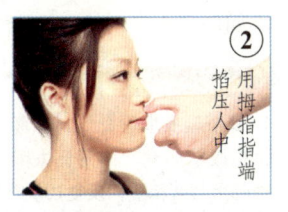

②用拇指指端掐压人中

慢性鼻炎

慢性鼻炎是鼻腔黏膜和黏膜下层的慢性炎症。通过按摩治疗慢性鼻炎，一定要坚持不懈地进行下去，即使鼻炎被治愈，也要坚持按摩，这样做能防止鼻炎复发。

临床表现

鼻黏膜肿胀，表面光滑、湿润，呈暗红色，鼻道内有黏液性或脓性分泌物。

特效穴位

◎风池穴◎印堂穴◎太阳穴◎迎香穴◎攒竹穴◎鱼腰穴◎四白穴

自助按摩

1. 用拇指和食指在鼻部两侧自上而下反复对揉、对捏，每次5分钟（图①）。
2. 用食指指腹按揉迎香穴，注意点按时力度要适中，每次1分钟（图②）。
3. 用拇指推按印堂穴50次，再用手的大鱼际从前额分别推抹至两侧太阳穴处，反复20次。
4. 用双手拇指指

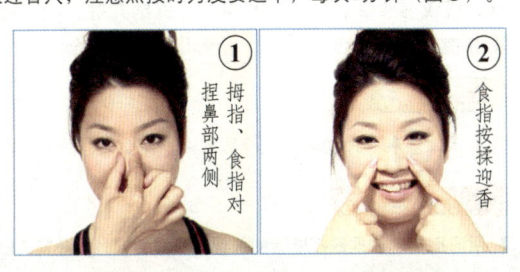

①拇指、食指对捏鼻部两侧

②食指按揉迎香

腹按揉风池穴，力度要适中，每次1分钟。

辅助按摩

1. 被按摩者取仰卧位，按摩者用双手拇指指腹从印堂穴向两侧太阳穴按推，按推时用力要稍重，反复10次（图③）。
2. 用拇指从被按摩者的印堂穴沿鼻梁两侧到迎香穴，反复推摩10次。
3. 用中指指侧面摩擦被按摩者的鼻翼两侧，上下反复10次（图④）。
4. 用拇指指腹按压被按摩者的攒竹穴、鱼腰穴、太阳穴、四白穴、迎香穴，按压时力度要适中，每穴每次各按3分钟。

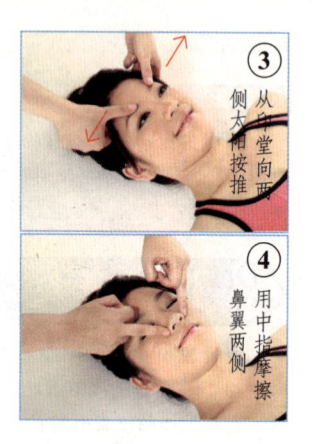

肥胖

肥胖症是因过量的脂肪储存，使体重超过正常体重20%以上的营养过剩性疾病。肥胖可引发各种疾病。如果掌握了简单易行的头部按摩法，就可以轻轻松松控制体重，不再被肥胖困扰。

临床表现

临床上以体重增加为肥胖的主要表现。男性患者脂肪分布以颈部及躯干部为主，四肢较少，女性以腹部、四肢和臀部为主。轻度肥胖者无症状，或仅有少动、欲睡、易疲乏、胃纳亢进、腹胀便秘。中度、重度肥胖者易出现心慌、气促，甚至心肺功能不全。

特效穴位

◎头维穴 ◎率谷穴 ◎角孙穴 ◎翳风穴 ◎印堂穴 ◎神庭穴 ◎风池穴 ◎天柱穴

辅助按摩

1. 用拇指指端按揉被按摩者的头维穴、率谷穴、角孙穴、翳风穴各1~2分钟。

2. 以中等力度用拇指桡侧缘直推被按摩者的印堂穴至神庭穴，反复操作1~2分钟，以透热为度。

3. 用中指指端叩击头顶部，以被按摩者的耐受力为度，速度不宜过快。

4. 用力拿捏被按摩者的风池穴20~30次，以局部有较强烈的酸胀感为佳。

5. 拿捏被按摩者的天柱穴、风池穴（右图）、颈部肌肉各10~20次，以局部有轻痛感为宜。

6. 由前向后用五指拿被按摩者的头顶，至后枕部改为三指拿法，3~5次。

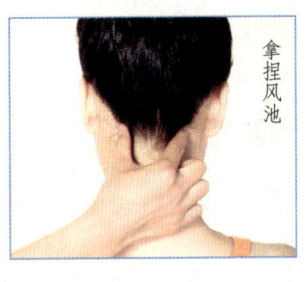

拿捏风池

国医小课堂

慎用减肥药物

目前的减肥药主要有3类：食欲抑制剂，加速新陈代谢减少吸收制剂，帮助消耗脂肪与热量的药剂，这些药物长期服用害处极大。所以，选择减肥方式一定要慎重，最好选择不伤身体，而且对身体有益的健康减肥法。

过敏性鼻炎

近年大气污染加剧，使有些原本非过敏性体质的人也演变成过敏性体质，从而提高了过敏性鼻炎的病发率。晚上入睡前按摩百会、迎香等特效穴位，可以预防及缓解鼻部的发炎症状。

临床表现

过敏性鼻炎的主要症状为：眼睛发红、发痒及流泪；鼻痒，鼻涕多，且多为清水涕，感染时为脓涕；鼻腔不通气，耳闷；打喷嚏（通常是突然和剧烈的）；眼眶下有黑眼圈（经常揉眼所致）；经口呼吸，嗅觉下降或消失；头昏、头痛等。

特效穴位

◎百会穴 ◎迎香穴 ◎印堂穴 ◎阳白穴 ◎丝竹空穴 ◎太阳穴

自助按摩

1. 用食指、中指、无名指按头顶，用中指按揉百会穴（右图），其他两指辅助，按揉2~4分钟。
2. 两手食指、中指按住鼻梁两侧，上下搓摩2~4分钟，力度要适中，不可过重，以局部皮肤红润为度。
3. 两手食指侧往返推摩迎香穴，持续推摩4~6分钟。
4. 两手中指按住印堂穴，食指、无名指辅助，依次向阳白穴、丝竹空穴、太阳穴推擦，反复操作3~5分钟。

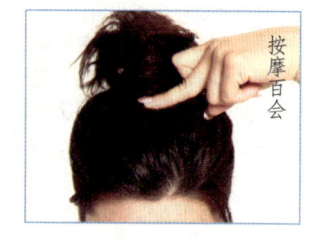

按摩百会

国医小课堂

预防过敏性鼻炎

◎过敏性鼻炎在治疗上主要以预防保健为主，尽量远离过敏原，防止呼吸道反复感染。
◎利用生理盐水清洁鼻腔，及时把鼻腔内的过敏原及致病细菌清除。
◎采用正确的擤鼻方法。

健忘

中医认为，健忘主要由肾气亏虚、心肾不交、心脾两虚等因素所致。按摩头部穴位，可以改善肾虚、脾虚等症状，达到健脑益智、预防及改善健忘的目的。

临床表现

容易忘事，想了前，忘了后，虽再三思索，就是不能想起，做事往往有始无终，说话也有头无尾。

特效穴位

◎太阳穴◎百会穴◎睛明穴◎头维穴◎率谷穴◎角孙穴

辅助按摩

1. 用拇指螺纹面按揉被按摩者的百会穴、睛明穴、头维穴（右图）、率谷穴、角孙穴各1分钟，以局部感觉酸麻为宜。
2. 用大鱼际按揉被按摩者的太阳穴30次。
3. 由前向后用五指拿被按摩者的头顶，至后枕部改为三指拿法，3~5次。
4. 双手大鱼际从被按摩者的前正中线向两侧分抹，在太阳穴处按揉3~5次，顺势向下推至颈部。连续按摩3次。

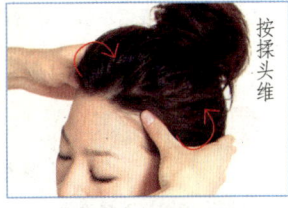

按揉头维

神经衰弱

神经衰弱是指由某些长期存在的精神因素引起脑功能活动过度紧张，导致精神活动能力减弱。适当地进行头部按摩可以缓解过于紧绷的神经，让人全身放松。

临床表现

易兴奋，易疲劳，常伴有各种不适感和睡眠障碍，但无器质性病变。

特效穴位

◎印堂穴◎神庭穴◎攒竹穴◎鱼腰穴◎太阳穴◎百会穴◎睛明穴◎头维穴◎率谷穴◎角孙穴◎天柱穴◎风池穴◎四神聪穴

辅助按摩

1. 双手拇指指腹交替推印堂穴至神庭穴10~20次，以局部有微热感为宜。
2. 双手拇指螺纹面分抹被按摩者的攒竹穴，经鱼腰穴至两侧太阳穴10~20次。

3. 双掌合十叩击被按摩者的百会穴（右图）、睛明穴、头维穴、率谷穴、角孙穴、四神聪穴各1分钟，以局部感觉酸麻为宜。

4. 拿捏被按摩者的天柱穴、风池穴、颈部肌肉各10~20次，以局部有轻痛感为宜。

5. 由前向后用五指拿被按摩者的头顶，至后枕部改为三指拿法，3~5次。

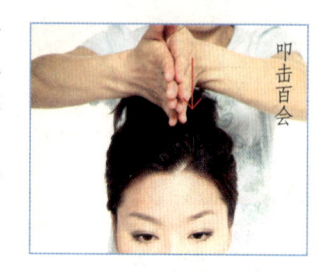

叩击百会

国医小课堂

战胜神经衰弱的建议

◎**找出病因，对症治疗**：引起兴奋和抑制失去平衡的原因有多种，找出原因后，要针对病因对症治疗。

◎**积极参加体力劳动和体育运动**：这有助于调节神经系统的功能，促进和改善全身的血液循环，加快新陈代谢，使大脑得到充分的营养物质和氧气，消除疲劳，使大脑恢复正常功能。

◎**建立科学合理的作息制度**：充足的休息可有效改善神经衰弱。

眩晕

眩晕往往是动脉粥样硬化、脑血栓等心脑血管疾病的征兆之一，一旦发生，就需要提高警惕了。按摩头部穴位，可疏通脑血管，增加血液的含氧量，有利于缓解眩晕症状。

临床表现

主要临床表现为患者睁眼时，自觉周围景物旋转，闭眼又觉得自己在转动，常伴有耳聋、耳鸣、恶心、呕吐、面色苍白、眼球震颤等症状。

特效穴位

◎印堂穴◎神庭穴◎太阳穴◎百会穴◎四神聪穴◎睛明穴◎角孙穴◎率谷穴

◎风池穴 ◎风府穴

辅助按摩

1. 按摩者将双手放于被按摩者的头部两侧，用拇指指腹自患者的印堂穴推至神庭穴20次。
2. 用双手大鱼际从被按摩者的前额正中间抹向两侧，在太阳穴处按揉3次，至患者有轻微痛感为宜，反复10～20次。
3. 按摩者食指、中指螺纹面按揉被按摩者的百会穴、太阳穴、四神聪穴（右图）、睛明穴、角孙穴、率谷穴各2分钟。
4. 按摩者用力拿捏被按摩者的风池穴，点揉风府穴，各2分钟。
5. 按摩者拇指桡侧缘以率谷穴为中心扫散被按摩者头部两侧的胆经各30次，然后叩击头部各区2分钟。
6. 按摩者由前向后用五指拿被按摩者的头顶，转至后头部时改为三指拿法，顺势从上向下拿捏项部肌肉5～10次。

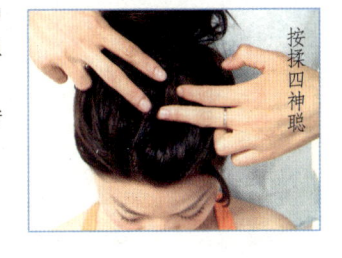

按揉四神聪

更年期综合征

更年期综合征是指更年期女性（年龄一般在45～52岁之间），因卵巢功能衰退直至消失，引起内分泌失调和自主神经紊乱的症状。按摩则具有改善内分泌，去除更年期不适症状的作用。

临床表现

更年期综合征主要表现为：月经紊乱、烦躁易怒、潮热出汗、腰膝酸软、无心燥热、失眠多梦、头晕耳鸣、健忘多疑、性欲减退、面目及下肢浮肿、胃肠功能紊乱。

特效穴位

◎印堂穴 ◎神庭穴 ◎太阳穴 ◎百会穴 ◎四神聪穴 ◎安眠穴 ◎风池穴 ◎率谷穴

自助按摩

1. 拇指、食指、中指并拢，用指腹推揉印堂穴至神庭穴，动作要轻柔，反复进行20次。
2. 用双手大鱼际从前额正中间抹向两侧，在太阳穴处按揉3次，再推向耳后，并顺势下推至颈部，反复进行5次。
3. 拇指螺纹面按揉百会穴、太阳穴、四神聪穴、安眠穴、风池穴各2分钟。
4. 用双手大鱼际按揉太阳穴30次，动作要轻柔和缓，至有轻微的酸痛感为宜（右图）。
5. 拇指桡侧缘以率谷穴为中心扫散头部两侧的胆经各30次，然后叩击头部各区2分钟。
6. 轻轻摇动颈椎，左右各10次，动作宜缓慢轻柔，不可快速摇动颈部，以免头晕。
7. 由前向后用五指拿头顶，转至头后部时改为三指拿法，顺势从上向下拿捏颈部肌肉5~10次。

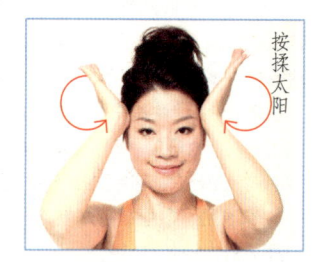

按揉太阳

神经性头痛

神经性头痛多是由精神紧张、生气引起的，所以要摆脱神经性头痛，首先要摆脱压力、调节情绪。平时可做一些头部按摩，可别小看这一举动，它对释放压力、调节情绪相当有益。

临床表现

持续性的头部闷痛、压迫感、沉重感，有的患者自诉为头部有"紧箍"感。大部分患者为两侧头痛，多为两颞侧、后枕部及头顶部或全头部痛。多数患者头痛的同时还伴有头晕、烦躁易怒、焦虑不安、心慌、气短、恐惧、耳鸣、失眠多梦、腰酸背痛、颈部僵硬等症状，部分患者在颈枕两侧或两颞侧有明显的压痛点。

特效穴位

◎印堂穴 ◎上星穴 ◎百会穴 ◎攒竹穴 ◎鱼腰穴 ◎太阳穴 ◎睛明穴 ◎头维穴 ◎率谷穴 ◎角孙穴

辅助按摩

1. 按摩者用双手拇指指腹推揉患者的印堂穴至上星穴，再捏揉至百会穴，交替反复推揉5～6次，而后拇指轻揉百会穴2分钟。
2. 双手拇指螺纹面分抹被按摩者的攒竹穴，经鱼腰穴至两侧太阳穴10～20次，推按速度不宜过快。
3. 用拇指螺纹面按揉被按摩者的百会穴、睛明穴、头维穴、率谷穴、角孙穴（右图）各2分钟，以患者局部感觉酸麻为宜。
4. 按摩者用大鱼际按揉被按摩者的太阳穴30次，手法向上旋转。
5. 由前向后用五指拿被按摩者的头顶，至后枕部改为三指拿法，拿捏35次。
6. 双手大鱼际从被按摩者面部的前正中线向两侧分抹，在太阳穴处按揉35次，顺势向下推至颈部。
7. 将双手食指、中指、无名指、小指指端分别放在被按摩者两侧耳尖直上两横指处的率谷穴，前后来回推动约半分钟，然后轻叩头部结束。

按揉角孙

国医小课堂

静想缓解头痛

神经性头痛患者处在安静的环境中，可以躺在舒适的沙发或床上，安静地休息10～15分钟。然后排除杂念，身心保持松弛状态。这样的静想训练，可以每日1～2次，每次30分钟。

静想最好安排在中午或晚上睡觉前，做完放松训练后很自然就进入完全放松的睡眠状态，醒来头脑清晰，精力充沛。对因神经性头痛而长期无法入眠的人来说非常有益。一般15～20次为一个疗程，只要坚持训练，必将收到良好的疗效。

三叉神经痛

三叉神经痛是一种病因尚不明了的神经系统常见疾患。中医认为，此病是由气血阻滞、肝胃实热上冲或阴虚阳亢、虚火上扰所致。而经常按摩头部的特定穴位，对治疗及缓解三叉神经痛效果较佳。

临床表现

三叉神经分布区出现撕裂样、通电样、切割样、针刺样或犹如拔牙样疼痛，疼痛发生急骤、剧烈，有无痛间歇，间歇期长短不定，短者仅数秒、数分钟或数小时乃至数日，长者可达数年，突然发作，突然停止。

特效穴位

◎印堂穴◎神庭穴◎太阳穴◎翳风穴◎风池穴◎颊车穴◎上关穴

自助按摩

1. 坐位或仰卧位，以两手四指并拢，紧贴前额正中，用力向外分推至鬓角发际处，反复推10～15次。
2. 以一手拇指指腹放于印堂穴上，适当用力自印堂穴向上推至神庭穴处，反复推20～30次。
3. 双手大鱼际处紧贴在太阳穴上，揉按0.5～1分钟，逐渐用力，以局部发热为佳。
4. 双手食指或中指指腹分别放在同侧上关穴上，按揉1～2分钟。
5. 双手食指按揉翳风穴、风池穴（右图），每穴1～2分钟，以局部有酸麻胀感为宜。
6. 按揉颊车穴2～3分钟，以局部有热感、酸痛感为佳。

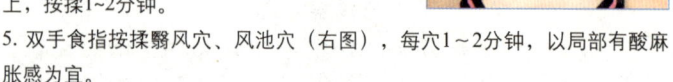

低血压

低血压是指成年人的收缩压低于90毫米汞柱、舒张压低于60毫米汞柱者。多发于青年女性，身体瘦弱者。按摩头部相关穴位，可补养气血，升高血压。

临床表现

低血压往往表现为头晕、耳鸣、目眩、疲倦、四肢酸软无力、食欲不振、足凉等症状，严重者还会出现突然站起时眼前发黑、头晕欲倒等症状。

特效穴位

◎印堂穴 ◎神庭穴 ◎攒竹穴 ◎太阳穴 ◎百会穴 ◎人中穴 ◎承浆穴 ◎率谷穴 ◎风池穴 ◎鱼腰穴

辅助按摩

1. 双手拇指指腹交替推被按摩者的印堂穴至神庭穴，反复进行10~20次。
2. 双手拇指螺纹面分抹被按摩者的攒竹穴，经鱼腰穴至太阳穴，点按太阳穴，反复20次，推按速度不宜过快。
3. 按揉被按摩者的百会穴，每次按顺时针和逆时针方向各按摩20圈。

国医小课堂

低血压人群的保健方法

中医认为，低血压大多由气虚、阳虚、气阴两虚、阴血亏少或气血不足所致。采用辨证施治方法，运用补虚扶正、调理气机等法则，可收到增强体质、改善自觉症状、逐渐回升血压的效果，且无不良反应。

中医推荐的防治低血压的食疗方，大多以天然食物补品及药食兼用补品为主，如猪肉、羊肉、牛肉、火腿、鲤鱼、鸡、鹌鹑、大枣、龙眼肉、红糖等。低血压患者食用以上具有补益气血、滋阴助阳功效的食物，有助于平衡阴阳，调节血压。

低血压患者在食疗的同时，还应加强体育锻炼，保证充足的睡眠，早晨喝点淡盐开水。平时变更坐卧起立等体位时，动作要缓慢，不宜突然变更体位。另外，低血压患者不要做剧烈运动，不应久站久立。

4. 点按被按摩者的人中穴、承浆穴各20次。
5. 以率谷穴为中点扫散被按摩者的头侧部，左右各20次（右图）。
6. 拿揉风池穴10次，逐渐用力，以局部有酸胀感为佳。
7. 由前向后用五指拿头顶，至后枕部改为三指拿法，至后颈部，反复3~5次。

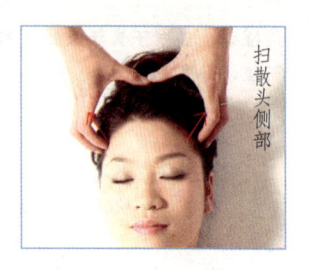

扫散头侧部

高血压

高血压是指在静息状态下动脉收缩压或舒张压增高。根据中医平肝息风的理论，对太阳、百会、风池等穴位加以按摩，可以调整微血管的舒缩作用，从而疏通气血，预防及改善高血压症状。

临床表现

早期无明显症状，随病情发展可出现头晕、烦躁、耳鸣、疲倦、失眠等症状。

特效穴位

◎百会穴◎印堂穴◎攒竹穴◎太阳穴◎风池穴◎鱼腰穴◎丝竹空穴◎风府穴◎神庭穴

自助按摩

1. 身体放松，思想集中，静坐10分钟。
2. 用双手拇指指腹按揉太阳穴、攒竹穴（图①）、百会穴，每穴每次各2分钟。
3. 用按摩棒按压、摩擦风池穴，每次2分钟。
4. 将双手五指分开成爪形，由前发际向后发际抹动，如十指梳头状，反复30次（图②），或用木梳代替手指。

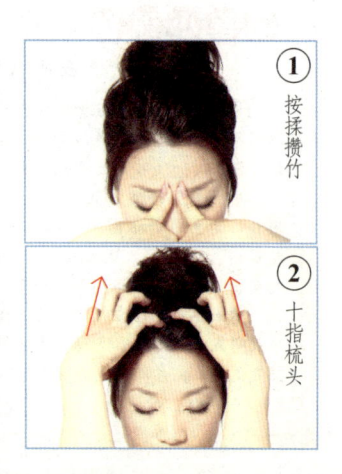

① 按揉攒竹

② 十指梳头

5. 用双手拇指指腹按揉印堂穴，每次2分钟。
6. 用双手拇指指腹从眉头推至两侧眉梢后的太阳穴，每次2分钟。

《辅助按摩》

1. 按摩者将两手的手指弯曲，用指甲为被按摩者梳头，从头正中向左右两侧分梳，左右各10次，左右中指交替按揉百会穴，各按揉10次，力度以被按摩者感觉舒适为宜。

2. 按摩者用双手拇指侧缘交替从被按摩者的印堂穴推至神庭穴，反复推10次（图③）。

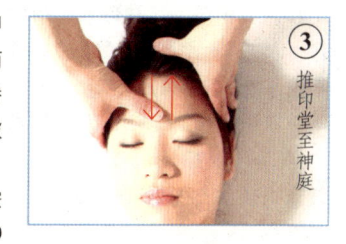

③ 推印堂至神庭

3. 按摩者双手拇指螺纹面分推被按摩者的攒竹穴，经鱼腰穴、丝竹空穴至太阳穴，按揉太阳穴5次，然后两拇指从太阳穴处开始沿耳后至风池穴，而后点揉风池穴，如此按摩10次。

4. 按摩者双手拇指交替按揉被按摩者的风府穴各10次。

5. 按摩者用拇指和食指按压被按摩者双侧的风池穴，每次2分钟。

面部神经麻痹

面部神经麻痹是由面部表情肌肉瘫痪而引起的。中医认为，它是由人体气血不足，面部、耳部遭受风寒侵袭，气血瘀阻于经络，筋脉失养导致的。而头部按摩可舒通经络，有效改善面部神经麻痹问题。

临床表现

突然一侧面颊前额皱纹消失、鼻唇沟变浅、口角下垂，说话时口角向对侧㖞斜。

特效穴位

◎阳白穴◎攒竹穴◎睛明穴◎地仓穴◎人中穴◎丝竹空穴◎四白穴◎颧髎穴◎承浆穴◎瞳子髎穴◎翳风穴◎颊车穴

自助按摩

1. 取坐位或仰卧位，用拇指按揉丝竹空穴、睛明穴、四白穴、瞳子髎穴、阳白穴、颧髎穴、攒竹穴、人中穴、承浆穴、翳风穴、颊车穴、地仓穴，每穴每次2分钟。
2. 依次用食指、中指、无名指猛力弹出，以指端自上而下依次弹击面颊，注意弹击时力度要适中（图①）。

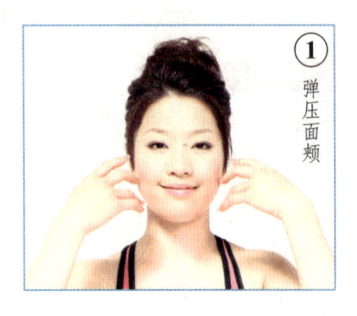

① 弹压面颊

辅助按摩

1. 被按摩者取仰卧位，按摩者用双手掌面环转推过被按摩者的下颌、面颊、额部，推摩时用力要轻柔，环转10圈。
2. 按摩者用拇指按揉被按摩者的睛明穴、四白穴、瞳子髎穴、丝竹空穴、阳白穴、攒竹穴，每穴每次2分钟。
3. 按摩者用手掌小鱼际快速搓擦被按摩者的面颊，搓擦时注意力度要适中，以被按摩者面颊温热红润为宜（图②）。
4. 用拇指、食指向前方拿捏被按摩者的咬肌肌腹，拿捏时力度要适中，反复2次为宜（图③）。
5. 用拇指、食指分别向上方快速拿捏被按摩者的地仓穴、颧髎穴、瞳子髎穴，每穴3~5次。
6. 用拇指和食指拿捏、捻转被按摩者的侧面肌，自上而下3遍。

② 双手小鱼际搓擦被按摩者两颊

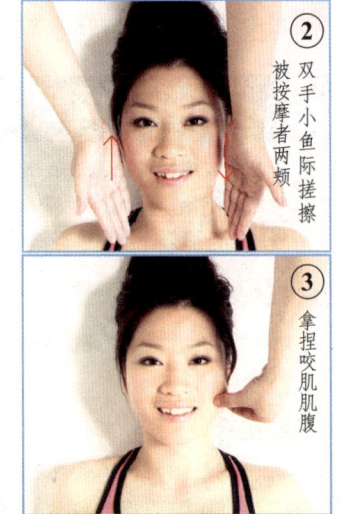

③ 拿捏咬肌肌腹

慢性肝炎

肝炎患者由于缺少锻炼，又吃高糖、高蛋白饮食，很容易堆积脂肪。按摩可以使肌肉、皮肤毛细血管扩张，促进新陈代谢，提高肌肉耐力和免疫力，不失为治疗慢性肝炎的一条新途径。

临床表现

身体乏力、食欲不良、肝区轻微疼痛、肝脏轻度肿大，有蜘蛛痣及肝掌。

特效穴位

◎太阳穴 ◎百会穴 ◎头维穴

辅助按摩

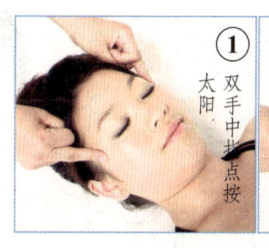

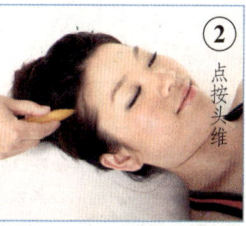

被按摩者采取仰卧位，按摩者用双手中指点按被按摩者的太阳穴（图①）、头维穴、百会穴，每穴每次3分钟。或者用按摩工具的尖端点按头维穴（图②），用力要轻，以免刺破被按摩者的皮肤。

① 双手中指点按太阳

② 点按头维

国医小课堂

慢性肝炎患者可吃的富含蛋白质的食物

◎蛋类蛋白质对于保护肝脏、促进肝细胞的修复和再生具有十分重要的作用。
◎豆制品含有丰富的蛋白质，并可使食物品种多样化，价格也较为便宜。
◎动物肝脏含铁丰富，还含有叶酸、维生素B_{12}，是很好的补血保肝食物。
◎水产品营养价值与禽肉类相似，但脂肪含量较少，比禽肉类更胜一筹。

糖尿病

糖尿病是由遗传和环境因素相互作用而引起的常见病。中医认为，按摩可加速糖的利用，降低糖的吸收，还可以调整中枢系统，使糖尿病的代谢区域正常。

临床表现

常见症状有口渴、多饮、多尿、多食、消瘦等。

特效穴位

◎印堂穴 ◎太阳穴 ◎睛明穴 ◎四白穴 ◎风池穴

自助按摩

1. 四指并拢分抹前额至头两侧，反复2分钟。
2. 食指指腹按揉印堂穴、太阳穴、睛明穴（右图）、四白穴各1分钟。
3. 双手拇指指端压在风池穴上，逐渐用力，按揉2分钟，以产生局部酸胀感为佳。
4. 拇指置于头顶前部，其余四指端扫散头侧部，左右各30次，此法可用梳子梳头来代替。
5. 五指由前向后拿捏头顶，至后头部改为三指拿捏法，顺势由上向下拿捏颈项部，反复操作3～5次。

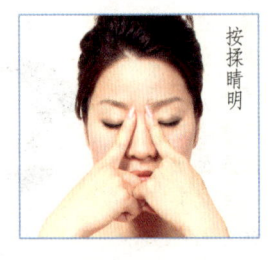

按揉睛明

国医小课堂

防治糖尿病的生活术

保持精神愉快，对血糖稳定很重要。情绪紧张、压抑或激动等，均可影响脑垂体、肾上腺及胰岛功能，导致血糖升高。平时坚持多选择游泳、散步、骑车、慢跑、打太极拳等有氧运动方式，可以减肥，减肥后许多组织对胰岛素的敏感性增强，可以改善糖代谢。

高血脂

调查显示，高血脂已成为中老年人的常见病，而由此引发的各种心脑血管病已成为威胁中老年人生命的罪魁祸首。按摩可以促进身体的血液循环，加快新陈代谢的速度，有利于控制血脂。

临床表现

临床上多以头晕、胸闷、心悸、神疲乏力、失眠健忘、肢体麻木等为主要表现症状，部分高血脂患者在眼皮处会出现黄色小脂肪瘤。

特效穴位

◎印堂穴 ◎神庭穴 ◎攒竹穴 ◎太阳穴 ◎翳风穴 ◎风池穴 ◎风府穴

自助按摩

1. 拇指指腹由印堂穴推至神庭穴，两拇指交替推按30次。
2. 双手拇指螺纹面自攒竹穴向两侧分推太阳穴，逐渐向上至发际，2～4分钟。
3. 以食指、中指、无名指、小指指端扫散头侧部20～30次，以耳上和耳后部胆经穴位为主，以达到局部有微痛感为度。
4. 食指指腹从前额正中抹向两侧太阳穴，并按揉太阳穴5～10次（右图），再沿耳后下推至颈部，点揉翳风穴、风池穴、风府穴各1～2分钟，以局部有酸胀感为宜。
5. 五指拿捏头顶，至后头部时改为三指拿捏法，然后拿捏项部，5～10次。

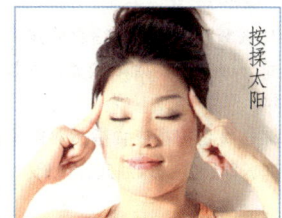

按揉太阳

国医小课堂

高血脂患者的饮食方案

◎减少热量的摄取，保持标准体重。
◎增加富含膳食纤维食物的摄入，减少脂肪的摄入。
◎适当饮用低度酒，促进血液循环。

偏瘫

偏瘫又叫半身不遂，是急性脑血管病的一个常见症状。如果久病不愈，很可能造成营养代谢障碍。而头部按摩则可以促进人体的血液循环，改善大脑功能，缓解偏瘫症状。

临床表现

轻度偏瘫患者虽然尚能活动，但走起路来，往往上肢屈曲，下肢伸直，单侧肢体活动不利，严重者常卧床不起，丧失生活能力。

特效穴位

◎印堂穴◎神庭穴◎太阳穴◎阳白穴◎头维穴◎百会穴◎率谷穴◎风池穴◎风府穴

辅助按摩

1. 按摩者将双手拇指交替置于被按摩者的印堂处，自印堂穴向上推至神庭穴30～60次，持续2～3分钟（右图）。
2. 按摩者双手拇指指腹从被按摩者前额正中间分抹向两侧太阳穴处，按揉太阳穴1～2分钟。
3. 按摩者拇指或食指指腹按揉被按摩者的阳白穴、头维穴、神庭穴、百会穴、率谷穴、风池穴、风府穴，每穴按揉5～10次，至局部有胀痛感最佳。

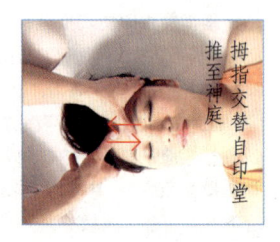

国医小课堂

偏瘫重在预防

眼睛突然黑了一下，或者突然就不会说话了；走着路，胳膊和腿突然就不会动了。如果有类似症状，千万不要大意，这可能就是偏瘫的预警信号。预防偏瘫，只有靠体检。尤其是年龄超过55岁的人或患有冠心病、高血脂的人，体检时，一定要做颈动脉检查，避免偏瘫发生。

第四章 头部按摩让你青春永驻

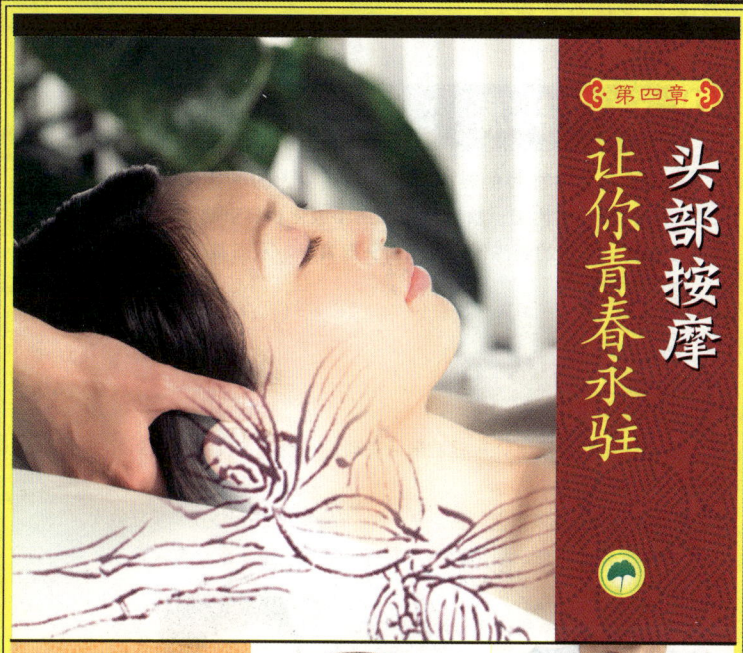

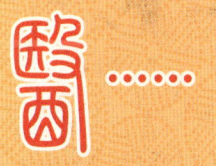

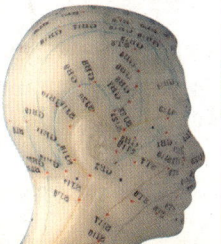

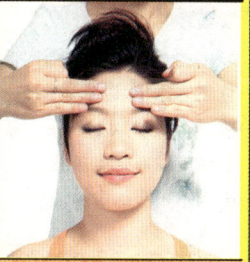

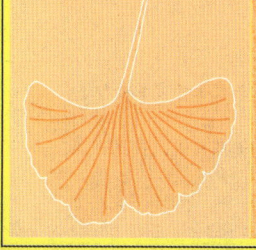

头皮屑、雀斑、皱纹、皮肤暗淡等问题,让你的美丽蒙上了阴影。学会简单易行的头部按摩法,可以促进身体毒素的排出、活化血管、最大限度地激发生命活力,让女性青春永驻。

国医绝学百日通

减少头屑

头屑是脂溢性皮炎的轻度表现，由头皮上的一种真菌或激素分泌不平衡、饮食不均衡、精神紧张、药物或化妆品引起。适当按摩头部，可以促进头皮的新陈代谢、均衡头部营养，从而减少头屑。

特效穴位

◎太阳穴 ◎百会穴

自助按摩

1. 十指指尖贴在头皮上，轻轻地来回转动，将整个头皮都按摩到。早晚各1次，每次10分钟。
2. 两手指腹从头顶依次向前、后、左、右，在头部做环形按揉，反复数次。
3. 两手指腹轻捏头皮，稍用力并且要有节律地一提一放，重复数次，直至头部有胀热感。
4. 两手轻握拳，用拳的侧面自两耳上方向头顶轻叩，重复数次。
5. 右手拇指按住太阳穴，其余四指指腹贴住前额发际边从右向左，再从左向右摩擦，重复数次。两手交替进行，直至发际边缘皮肤有轻度热感。
6. 用不产生静电的梳子梳头，以头皮感到轻微疼痛为度（上图）。

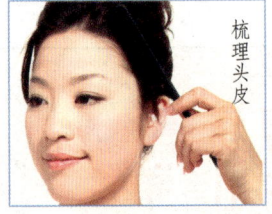

梳理头皮

国医小课堂

如何预防头屑的产生

◎要选择合适的洗发水，用水冲洗干净。护发素应在头发上停留数分钟后，再用温水清洗。
◎平时应多吃绿色的蔬菜、水果等食物，促进血液的新陈代谢，以减少头屑的产生。

美白嫩肤

人体的末梢神经大多分布在真皮组织中，若经常用手指按摩脸部肌肤，能有效刺激面部末梢神经，加强面部肌肉的收缩力，提高肌肤的弹性，减少皱纹，使肌肤更加丰满结实。

特效穴位

◎承浆穴 ◎太阳穴 ◎人中穴 ◎四白穴

辅助按摩

1. 按摩者由被按摩者额头中间开始，用中指和无名指在前额（右图）以打圈的方式按向太阳穴，重复3次。
2. 按摩者由被按摩者内眼角开始，以顺时针方向按摩眼部一圈。重复5次，力度以被按摩者感觉舒适为宜。
3. 按摩者由被按摩者内眼角开始，循眼眶向外按摩，至太阳穴处稍用力按压。
4. 按摩者在被按摩者鼻梁上下按摩10次，鼻翼上下按摩10次。
5. 按摩者由被按摩者人中穴开始，按顺时针方向向下唇中间的承浆穴按摩，力度要适中。

手指以打圈的方式按摩

祛雀斑

雀斑是一种浅褐色小斑点，小至针尖，大至米粒，多出现在前额、鼻梁和脸颊等部位。经常进行面部按摩，有利于皮肤的活化及毒素的排出，可有效预防或减轻雀斑。

特效穴位

◎大椎穴 ◎迎香穴 ◎地仓穴 ◎太阳穴 ◎颊车穴

辅助按摩

1. 被按摩者取俯卧位，按摩者用手掌分别沿脊背中线及脊背两旁由上而下推擦，反复各5次，至被按摩者感觉温热为宜。
2. 用拇指指腹按压被按摩者的大椎穴（图①），按压时力度要适中，每次2分钟。
3. 食指、中指、无名指并拢，用双手指腹沿被按摩者的颊车穴、地仓穴、迎香穴、眼球穴、太阳穴、耳前、再回颊车穴的顺序，边按揉边移动，按揉时动作要轻快，反复10次（图②）。

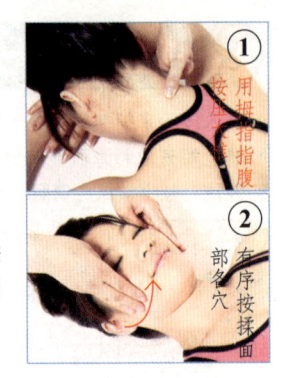

① 用拇指指腹按压
② 依序按揉面部各穴

乌发固发

白发和脱发多是由营养不良或不均衡、头皮血液流通不顺畅及毛囊受损造成的。适当按摩头部，可改善头部血液循环，增加头部对营养成分的吸收，从而达到乌发、固发的目的。

特效穴位

◎太阳穴 ◎百会穴 ◎风府穴 ◎风池穴

自助按摩

1. 将双手五指分开成爪形，由前发际向后发际抹动，如十指梳头状，反复20次，至头皮感觉发热为宜（图①）。
2. 单手五指捏拢，先沿头顶中线由前向后做敲啄动作（图②），然后在头顶两侧沿膀胱经由前向后敲啄，最后在外侧沿胆经由前向后敲啄，每条线5次。敲啄时，力度要适中，以头皮下有微痛感为宜。
3. 用拇指指腹点按百会穴，点按时力度要

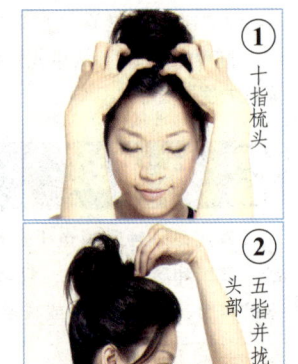

① 十指梳头
② 头部五指并拢敲啄

适中，每次点按10次。

4. 用食指指腹按顺时针方向点揉风府穴、风池穴、太阳穴，点揉时力度要适中，每穴每次各5圈，以感觉酸胀为宜。

国医小课堂

乌发固发饮食疗法

◎白扁豆150克，用水泡发后蒸熟，捣成泥；黑芝麻、核桃仁以2∶1的比例，放入锅中炒香，研末；然后用油炒扁豆泥，水分将尽时，放入白糖适量及黑芝麻核桃仁末，拌匀即可食用。可用于治疗脱发。

◎制首乌100克，敲成小块，放入保温盒或暖水瓶中，用开水浸泡5小时左右，水的颜色变为红棕色即可饮用，每天3次。可以重复加水，水的颜色浅淡后重换制首乌。如果饮用制首乌水的同时，用新鲜的生姜片涂抹脱发处，能取得更好的疗效。

◎侧柏叶15克、槐花45克、牡丹皮9克，水煎，过滤留汁，加入粳米100克、冰糖适量，煮粥，每日1次，连续10日。适用于血瘀脱发。

美唇

嘴唇皮肤薄，抵抗力差，所以很容易变得干燥、暗淡，还容易出现皱纹。按摩嘴唇则是一种安全、可靠的美唇方法，既能防止爆裂、保持唇部的光泽和色彩，还能消除皱纹，让嘴唇富有魅力。

特效穴位

◎地仓穴 ◎兑端穴 ◎承浆穴

自助按摩

1. 在唇上涂抹适量的护唇膏，然后嘟起嘴唇，将两颊肌肉内吸（图①），反复8~10次；将上唇尽量向前突出，反复8~10次；口腔做充气和吹气的动作，反复8~10次。

2. 用双手拇指和食指指腹提起嘴角肌肤，再

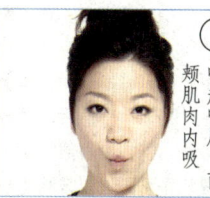

① 嘟起嘴唇，两颊肌肉内吸

放下，反复8~10次（图②）。

3. 用双手食指指尖按揉兑端穴、地仓穴、承浆穴（图③），并做环状运动，每穴每次各3分钟。用拇指、食指指腹分别沿下唇和上唇从唇部中央向嘴角进行拿捏，需用与细纹相同的角度捏压，捏压时力度要适中，反复5次。

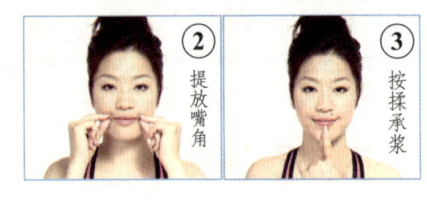

② 提放嘴角

③ 按揉承浆

祛皱

皱纹出现的顺序一般是前额、上下眼睑、眼外眦、耳前区、面颊、颈部、下颌和口唇周围。科学地按摩可以增加皮肤与肌肉的弹性，改善局部血液循环，淡化皱纹，增加肌肤光泽。

特效穴位

◎攒竹穴◎印堂穴◎睛明穴◎承浆穴◎鱼腰穴◎承泣穴◎四白穴◎巨髎穴◎地仓穴◎迎香穴◎百会穴◎太阳穴◎听宫穴◎翳风穴◎颊车穴

自助按摩

1. 洁面后，将润肤膏均匀地涂抹于脸和脖子上，用中指和无名指指腹轻轻按揉面部1分钟，至产生微热感为宜（图①）。

2. 用双手拇指指腹按揉太阳穴，按揉时力度要适中，每次2分钟，然后上下摩擦，反复10次，以舒缓疲劳。

3. 用双手无名指从嘴角向上至面颊颧骨处滑动（图②），然后从颧骨经上颌角至耳垂滑动，以减少面部皱纹。

4. 用双手掌面，以眼睛为中心，由内向外

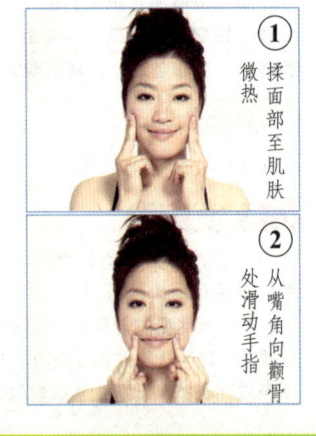

① 揉面部至肌肤微热

② 从嘴角向颧骨处滑动手指

做环状按摩，力度要适中，每次2分钟，以减少眼周皱纹。

5. 用双手无名指按压眉毛离鼻子最近的部位，同时用中指按压鱼腰穴，然后用中指指腹摩擦鼻尖，以减少鼻根部和鼻上的皱纹。

6. 将食指、无名指并拢，分别放在两眉中间鼻根处，中指放在额中部印堂穴上，按压10次（图③），然后由上而下，再由下而上按揉眉心2分钟，以减少鼻根部和额上的皱纹。

7. 用中指指腹按压面部美容十二大穴位：百会穴、攒竹穴、听宫穴、颊车穴、睛明穴、迎香穴、承泣穴、四白穴、巨髎穴、地仓穴、翳风穴、承浆穴，每穴每次各2分钟，按压时力度要适中。

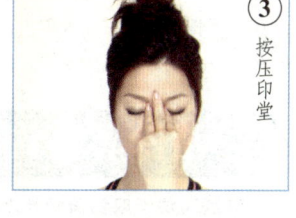

③ 按压印堂

消除眼袋

眼袋是由下睑皮肤、皮下组织、肌肉及眶膈松弛或眶后脂肪堆积造成的。中医认为，眼袋多是因胃燥化水功能出现衰退，胃功能差，承泣穴、四白穴被阻塞造成的。头部按摩可有效消除眼袋。

特效穴位

◎太阳穴 ◎四白穴 ◎承泣穴 ◎攒竹穴 ◎睛明穴

自助按摩

1. 洁面后，涂抹适量眼霜，用双手中指指腹依次按压眉头、眉中、眉尾。

2. 用双手中指指腹按压下眼睑眼头、眼中（图①）、眼尾，反复10次。

3. 用中指、无名指指腹按压眼头、眼尾，反复10次，以使眼球稍有压迫感为宜（图②）。

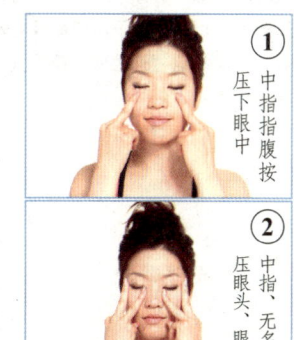

① 中指指腹按压下眼中

② 中指、无名指按压眼头、眼尾

4. 用双手中指指腹按顺时针、逆时针方向各绕眼周按摩3圈。
5. 用双手拇指屈指按压太阳穴，按压时用力要稍轻，每次1分钟。
6. 用双手食指轻轻按摩四白穴。

消除鼻唇沟

鼻唇沟位于双侧面颊与上唇交界处，自鼻翼外缘斜向外下方。随着年龄的增长，面部肌肉越来越松垂，鼻唇沟也越来越明显。经常按摩脸部穴位，能淡化鼻唇沟，彻底掩盖你的真实年龄。

特效穴位

◎迎香穴 ◎颧髎穴 ◎四白穴 ◎巨髎穴 ◎地仓穴

自助按摩

1. 在鼻唇沟处涂抹润肤膏，双手中指和无名指并拢，从嘴角至鼻根部做螺旋式按摩（右图），往返约30次，以局部有轻痛感为宜。

嘴角至鼻根部做螺旋式按摩

2. 双手中指平置于鼻唇沟处，做均匀有力的按压，持续3~6分钟，至局部有热胀感为宜。
3. 双手四指并拢按于两侧鼻唇沟处，向两侧做牵拉的动作30~50次。
4. 双手中指点揉迎香穴、颧髎穴、四白穴、巨髎穴、地仓穴，以加强局部皮肤的弹性。

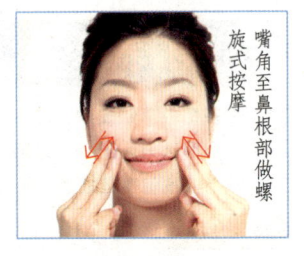